DENKSPORT FÜR HUNDE

Die 101 besten Hundespiele für mehr Agility, Intelligenz & Spaß

Sina Eschenweber

2. Auflage

2021

ISBN: 979847027422

Inhaltsverzeichnis

Einleitung

Hunde sind sehr intelligent und sie wollen gezielt gefordert und gefördert werden. Dennoch hat jeder Vierbeiner seine ganz eigenen Interessen, Bedürfnisse und Fähigkeiten. Beschäftigung ist für Hunde ein essenzieller Aspekt, doch es kommt in wesentlichem Maße auf die richtige Form der Beschäftigung an.

Der Hund gilt als bester Freund des Menschen und tatsächlich ist es so, dass Sie Ihrer Fellnase das größte Vergnügen bereiten, wenn Sie sich ausreichend Zeit für ihn nehmen. Genau diese Tatsache ist in der Verhaltensbiologie einzigartig: Es gibt keine andere Tierart, die den Menschen als seinen Sozialpartner den eigenen Artgenossen vorzieht, doch das heißt auf keinen Fall, dass Hunde keine Artgenossen benötigen. Ganz im Gegenteil: Der regelmäßige Kontakt und das gemeinsame Spielen sind wichtig für eine optimale Entwicklung und ebenso für die Fähigkeit, sich im Umgang mit anderen Hunden richtig zu verhalten. Doch ohne den Menschen kann die soziale Entwicklung des Hundes eben auch nicht gelingen: Ihr Vierbeiner braucht Sie und er ist definitiv nicht nur in puncto Gesundheit und Ernährung auf Sie angewiesen. Seine Ausgeglichenheit und seine Umgänglichkeit hängen in einem wesentlichen Maß davon ab, ob wir Menschen uns mit ihm auseinandersetzen, ihn beschäftigen und zu einem partnerschaftlichen Begleiter in einer gemeinsamen Welt erziehen.

Hunde sind von Natur aus darauf ausgelegt, sich viel zu bewegen. Die Vorfahren unserer heutigen Vierbeiner waren den gesamten Tag damit beschäftigt, Beute aufzuspüren, bestimmte Fährten zu verfolgen, auf die Jagd zu gehen und Beute zu erlegen.

Dieser Bewegungsdrang ist noch heute in Hunden verankert – im einen mehr und im anderen vielleicht weniger. Die meisten Hunde sind somit mit einfachem Gassigehen nicht zufriedenzustellen, sondern stellen ganz andere Anforderungen an ihr Herrchen oder Frauchen.

Es ist also entscheidend, dafür zu sorgen, dass keine Langeweile aufkommt, doch machen Sie sich keine Sorgen: Es gibt zahlreiche Möglichkeiten, um die Agilität, die Intelligenz und die Menschbezogenheit Ihres Hundes zu fördern. Dieses Buch möchte Ihnen aufzeigen, welche Hundespiele spannend und pfiffig sind und echte Freude machen. Sie können damit Ihren Hund in viele verschiedene Lebensbereiche aktiv miteinbeziehen, so etwa beim täglichen Spaziergang, zu Hause, im Urlaub und sogar im Büro! Es gibt unzählige Beschäftigungsmöglichkeiten, die nicht nur Ihrem Hund, sondern mit Sicherheit auch Ihnen richtig viel Freude machen werden: Eine ganze Reihe davon werden Sie in diesem Buch näher kennenlernen.

Dieses Buch möchte Sie dabei unterstützen, die Reaktionen Ihres vierbeinigen Lieblings immer besser zu verstehen. Lernen Sie, wie Ihr Hund Freude und Frust äußert, wann er überfordert zu sein scheint und was ihm besonders schwer- oder leichtfällt. Erst, wenn es Ihnen gelungen ist, diesen „inneren Draht" herzustellen, können Sie aus den zahlreichen Beschäftigungsmöglichkeiten genau das Richtige für Ihren Hund heraussuchen.

Sich gemeinsam zu beschäftigen ist großartig, denn miteinander zu spielen bedeutet zugleich, miteinander zu lernen. Durch eine intensive Beschäftigung mit dem Hund werden Sie mehr und mehr in der Lage sein, seine Reaktionen korrekt zu deuten.

Zudem bleibt Ihr Hund gesund und trainiert ebenfalls seine Disziplin und seine Ausdauer! Ihr Hund wird zu einem aufmerksamen Begleiter, der immer wieder neugierig und gespannt darauf ist, was Sie sich als Nächstes für ihn ausgedacht haben.

Ich wünsche Ihnen viel Freude beim Lesen, beim Entdecken und beim Spielen mit Ihrem Vierbeiner!

Warum ist Spielen und Beschäftigung für Hunde eigentlich so wichtig?

Für uns Menschen ist Spielen oft wie eine „kleine Flucht aus dem Alltag", die Abwechslung und Spaß ins eigene Leben bringt. Für Hunde bedeutet ausgiebiges Spielen ebenso Freude, Aggressionsabbau und Entspannung. Hier geht es aber um mehr als nur um Spaß: Hunde trainieren dadurch ihre Koordination, arbeiten besser mit Menschen zusammen, powern sich aus und entdecken ganz neue Lieblingsbeschäftigungen im Alltag.

Entscheidend ist jedoch auf jeden Fall, dass Spielen ohne einen Stressfaktor abläuft. Den Vierbeiner von morgens bis abends intensiv zu beschäftigen, ist nicht Sinn der Sache. Jeder Hund braucht seine Ruhezeiten, ebenso wie sein Frauchen oder Herrchen. Es sollte also auf keinen Fall zu einem Beschäftigungsstress kommen, wenn Sie sich vornehmen, die Zeit zusammen mit Ihrem Hund zu gestalten. Ganz im Gegenteil: Erleben Sie vielmehr bewusst das Miteinander und nehmen Sie die Bedürfnisse Ihres

Vierbeiners wahr. Versuchen Sie, eine ausgewogene Mischung zwischen unterschiedlichen Reiz- und Spielquellen sowie Ruhephasen zu erreichen. So können Sie seine Fähigkeiten bewusst schulen. Das Resultat: Sie sind zufrieden und Ihr Hund ist es ebenfalls!

Übrigens:

Ein großartiges Beschäftigungsprogramm umfasst übrigens mehr als nur Spielen: Dazu gehört ebenso der Sozialkontakt mit anderen Hunden, Spaziergänge, ausreichend Gelegenheit zum Austoben und zum Schnüffeln sowie Begegnungen mit Menschen. Wichtig ist allein, dass es zum Temperament Ihres Hundes passt.

Wenn Hunde nicht mit Schlafen oder der Nahrungsaufnahme beschäftigt sind, wollen sie spielen – vor allem junge Hunde. Im Spiel erobern sie die Welt und entwickeln ganz stressfrei bedeutsame Techniken für das alltägliche Leben.

Im Spiel lernt Ihr Hund zum Beispiel:

- die Sinneswahrnehmung und die Körperbeherrschung zu verbessern.
- genetisch angelegte Fähigkeiten wie etwa den Jagdtrieb zu vervollkommnen.
- das eigene Reaktionsvermögen zu verbessern.
- ein angemessenes Verhalten gegenüber Artgenossen und Menschen.

- einen eigenen Platz im sozialen Umfeld zu finden – sich also in eine Rangordnung einzufügen.

Vor allem bei Junghunden und Welpen läuft ohne Spielen wirklich nichts, doch selbst für ausgewachsene Tiere – und sogar für Hundesenioren – sollte der Spaß nicht aufhören. Das ist von großer Bedeutung, damit Ihr Tier körperlich und geistig fit bleiben kann.

Ganz egal, ob der quirlige Jack Russell Terrier, der Dalmatiner, der Labrador oder der Kleine Münsterländer – all diese Rassen haben eines gemeinsam: Die ursprünglich durch gezielte Zucht geschaffenen Verhaltensweisen und Anlagen sind in diesen Hunden noch immer vorhanden, je nach Zuchtrichtung und Rasse bei dem einen Hund mehr und beim anderen weniger. Wichtig ist hierbei zu erkennen, dass jede Hunderasse ihre ganz eigenen Bedürfnisse hat und jegliche Beschäftigungsformen genau wie jede Art von Hundespielen auf die Rasse, das Temperament und den Charakter des Hundes angepasst sein sollten. Größere Hunderassen, die die Jagd, das Entdecken der Umgebung oder ein großes Territorium lieben, brauchen entsprechend mehr Bewegung und Beschäftigung als andere. Dieser Punkt sollte bei der Auswahl einer Hunderasse immer vor der Anschaffung des Hundes bedacht werden. Sonst kann es passieren, dass Ihr lieber und süßer Schäferhundmischling schnell sehr unzufrieden ist, weil Sie jeden Tag vielleicht nur 30 Minuten Zeit für einen gemütlichen Spaziergang haben. Das reicht wirklich nicht aus, um den Anlagen und Bedürfnissen einer solchen Hunderasse zu entsprechen.

Machen Sie sich daher vor der Anschaffung eines Hundes Gedanken über Ihre zeitlichen Möglichkeiten, über Ihren Alltag, Ihre Platzverhältnisse und natürlich über die Bedürfnisse Ihres (zukünftigen) Hundes. Jede Familie und jeder Haushalt sind anders und es macht keinen Sinn, wenn Sie sich als vielleicht enorm aktive Familie oder als sehr sportliches Paar einen Hund anschaffen, der dabei gar nicht mithalten kann oder der, andersherum, sehr viel mehr braucht, als Sie ihm in dieser Hinsicht geben können.

Sie müssen mit Ihrem Hund nicht auf die Jagd gehen und brauchen mit einem Husky keine Schlittenfahrten zu unternehmen, damit Ihr Hund wirklich glücklich ist. Machen Sie sich jedoch Gedanken über mögliche zu ihm passende Spiele und über die angemessene Beschäftigung des Hundes, um späteren

Enttäuschungen oder plötzlichem Stress von Anfang an vorzubeugen. Nur, weil Sie eine Rasse wie vielleicht einen Schäferhund, einen Dalmatiner oder einen Husky wunderschön finden, bedeutet das nicht automatisch, dass dieser zu Ihnen und zu Ihrer Lebensweise passt.

Spielen mit Hunden für Wellness und IQ

Unser moderner Lebensstil führt bei unseren Hunden oftmals zu einer chronischen Unterbeschäftigung. Beim Spielen können die Vierbeiner jedoch ihre natürlichen Verhaltensweisen ausleben: Beute machen (und wenn es nur ein Spielball ist), Jagen und Fährten suchen.

Verwünschen Sie manchmal selbst Ihren Alltagstrott mitsamt aller Routinen und der Langeweile? Ihr Hund hat mindestens genauso viel Grund dazu. Als Menschen sind wir in der Lage, uns Ablenkung zu verschaffen, indem wir zum Beispiel einen Spaziergang durch die Natur machen, Musik hören oder ein interessantes Buch lesen. Ein Hund ist nicht imstande, sich ein solches „Futter für die Sinne“ selbst zu beschaffen, sondern muss brav warten, bis Herrchen oder Frauchen Zeit für ihn haben. Doch Ihr Hund ist neugierig auf interessante Gerüche oder Gegenstände, auf Gras unter seinen Pfoten oder auf lustige Bewegungsspiele. Gemeinsames Spielen entschädigt Ihren Hund für so manche Langeweile im

Alltag, wirkt anregend und weckt bei ihm die Lebensgeister.

Ihr Hund kann sich also genauso langweilen, wie es bei Ihnen selbst der Fall ist. Sie können durch spannende Spiele, immer neue Aufgaben und Ideen im Alltag genau wie durch neue Wege, die Sie gemeinsam gehen, dieser Langeweile vorbeugen. Wenn Sie sich ein starkes Band zwischen Ihnen und Ihrem Hund wünschen, handelt es sich hierbei ebenfalls um die richtige Vorgehensweise. Der Grundgedanke dieses Buches besteht darin, dass Sie hier viele neue Ideen für Spiele und eine sinnvolle Beschäftigung für Ihren Hund finden, damit Langeweile keine Chance hat. So machen Sie sich selbst genau wie Ihren Hund langfristig glücklich.

Richten Sie sich bei allen Spielen nach dem Charakter und dem Temperament Ihres Hundes und achten Sie darauf, dass Ihr Hund gezielt gefördert wird. Sie können die Intelligenz Ihres Hundes nur dann fördern, wenn Sie ihm regelmäßig neue Spiele anbieten und eigene Erfahrungen ermöglichen. Geben Sie Ihrem Hund nicht alles vor, lassen Sie ihn selbst entdecken, schnüffeln, jagen und erkunden, um auf diese Weise zugleich für die nötige Bewegung zu sorgen. Noch wichtiger als die reine Bewegung ist dabei, dass Ihr Hund positive Erfahrungen machen kann. Wenn Sie einen glücklichen Hund und nicht einfach nur einen Hund haben wollen, der nach dem Ende eines Spaziergangs müde ist, dann helfen Ihnen gezielte Spiele dabei. Vergessen Sie nicht, ihm am Ende der Übung eine Belohnung in Form von lobenden Worten oder eines (Lieblings-)Leckerlis zu geben. Auf diese Weise ist Ihr Hund noch glücklicher und seine Bindung zu Ihnen wird gestärkt.

Wellness für Hund und Herrchen oder Frauchen kann daher ganz einfach sein, wenn Sie sich nur auf die gezielte Beschäftigung mit Ihrer Fellnase einlassen. Sie stärken dadurch langfristig nicht nur das Selbstbewusstsein Ihres Hundes, sondern zeigen ihm auch, dass Sie verlässlich und immer erreichbar sind. Dadurch macht das Spielen mit der Zeit sogar immer mehr Spaß und alle Beteiligten glücklich.

Bewegung und körperliche Auslastung

Spielen fördert die Intelligenz, denn Langweile kann dazu führen, dass die Sinne Ihres Hundes abstumpfen. Ein Hund leidet, wenn er isoliert von seinen Artgenossen gehalten wird oder nur das tägliche Einerlei von Gassigehen, Schlafen und Fressen kennt. Das führt schließlich dazu, dass das Tier allmählich seine Neugier, seine Lernbereitschaft und seine sozialen Fähigkeiten verliert. Auf alles, was der Hund dann nicht sofort einordnen kann, reagiert er entweder ängstlich oder aggressiv.

Es ist daher von enormer Bedeutung, den Spieltrieb des Tieres gezielt zu fördern und Ihrem Vierbeiner regelmäßig neue Erfahrungen zu bieten.

Bewegung ist außerdem einfach unverzichtbar für die Gesundheit eines Hundes. Lassen Sie sich nicht davon täuschen, dass Hunde gern schlafen und teilweise ziemlich faul wirken. Jeder Hund, selbst die kleinste Rasse, braucht genug Bewegung. Ihr Hund kann krank, unglücklich und insgesamt unzufrieden werden, wenn Sie ihm die nötige Portion Bewegung nicht geben oder gewährleisten können.

Gerade, weil bei vielen Hundebesitzern nicht immer die Zeit für lange Spaziergänge, spannende Spiele und das Entdecken neuer Orte vorhanden ist, sind viele Hunde nicht ausgelastet. Machen Sie vor allem nicht den Fehler, Ihrem Hund dann noch zusätzliches Futter bereitzustellen. Genau wie beim Menschen macht die Kombination aus zu wenig Bewegung und viel Essen, am besten noch in Form von leckeren, aber völlig unnötigen Snacks, Ihren Hund eher dick und krank. Selbst mit einem Job, der viel Zeit in Anspruch nimmt, sollten Sie ein wenig Zeit für Ihren Hund entbehren und haben sicherlich die Möglichkeit, zumindest am Morgen und am Abend mit ihm spazieren zu gehen.

Gönnen Sie sich und Ihrem Hund gleichermaßen mehr Bewegung und weniger ungesunde Snacks. Die körperliche Auslastung ist für Sie beide wichtig, denn Menschen werden ja genauso dicker und neigen vermehrt zu Krankheiten, wenn sie sich zu wenig bewegen. Gehen Sie also spazieren und joggen, fahren Sie Rad – egal, was Sie machen wollen, entscheidend ist einzig und allein, dass Sie Ihren Hund mitnehmen können. Mit so viel Bewegung werden Sie schneller, stärker und ausdauernder. Und mit Ihnen wird es Ihr Hund!

Mehr Beweglichkeit für Vierbeiner

Möchten Sie Ihren Hund richtig fordern und dafür sorgen, dass er deutlich beweglicher wird? Vielleicht erinnern Sie sich so manches mal an einen Hindernisparcours aus der Schulzeit oder der Jugend, bei dem Sie rennen, springen, klettern und auch mal Slalom laufen mussten. Das erfordert höchste Konzentration, Kraft und Beweglichkeit und stärkt gleichzeitig die Ausdauer. Gleiches gilt für Ihren Hund!

Wenn Sie ein abwechslungsreiches Training mit Hindernisparcours einbauen, dann können Sie Ihren Hund noch mehr fördern. Lassen Sie Ihren vierbeinigen Freund zum Beispiel unter Hindernissen hindurchkriechen und über sie hinwegspringen, oder bauen Sie einen Parcours auf, bei dem schnelles Rennen und Geschicklichkeit gefordert sind, sodass es dabei um das Tempo und um spezielle Anforderungen auf der Strecke geht.

Vielleicht möchten Sie sogar selbst mitmachen: Nicht nur für Hunde ist ein solches Training eine Garantie für mehr Beweglichkeit, Fitness und Koordination, Gleiches gilt für uns Menschen!

Mehr als reine Bewegung: geistige Auslastung erwünscht!

Wenn es darum geht, einen Hund richtig zu beschäftigen, dann sollte der Fokus nicht allein auf der Bewegung liegen. Natürlich ist es von großer Bedeutung, dass Sie mit Ihrem Hund in die Natur gehen, ihn spielen lassen und Erkundungstouren unternehmen. Das wird aber nicht ausreichen, wenn Sie nicht genauso auf seine geistige Auslastung achten. Denn jeder Hund, der in Ihrem Haus oder in Ihrer Wohnung nach langen Spaziergängen weiterhin unruhig ist und vielleicht sogar „Mist“ baut, ist nicht genug ausgelastet.

Am Ende gilt, dass Sie Ihren Hund nicht nur körperlich, sondern ebenso geistig fordern müssen. Spiele wie das bereits genannte Beweglichkeitstraining fördern nicht nur den Körper, sondern genauso den Geist und die Konzentration Ihres Hundes. Lassen Sie sich neue Wege und Spiele einfallen, zum Beispiel mithilfe dieses Buches, bei denen Ihr Hund ein wenig mitdenken muss. Dann geht es bei Ihnen Zuhause sicherlich ruhiger zu. Zu ausgefallen oder schwierig sollten Ihre Aufgaben allerdings nicht sein, da Ihr Hund sonst vielleicht entmutigt wird. Er sollte die spielerischen Übungen im Anschluss ebenso wenig dazu nutzen, Ihnen noch mehr das Haus zu verwüsten, weil er plötzlich weiß, wie sich der komische Deckel der Kiste mit den Schweinsohren hochheben lässt, um nur ein Beispiel zu nennen. Übertreiben Sie es daher nicht und achten Sie vor allen Dingen darauf, dass Ihr Hund ausgelastet ist, ohne die vielen neuen Tricks anschließend dafür zu verwenden, Chaos in Ihr Leben zu bringen.

Fest steht, dass Spaziergänge allein, also ohne weitere Beschäftigung und spielerische geistige Anstrengungen, nicht ausreichend für Ihren Vierbeiner sind. Machen Sie sich bewusst, dass Ihr Hund in dieser Hinsicht ein wenig mehr braucht, und gehen Sie auf diese Bedürfnisse so gut wie möglich ein.

Die Bedürfnisse von Hunden richtig erkennen

Schauen wir uns einmal an, was ein Hund braucht, um glücklich und zufrieden zu sein. Zu Beginn kann es einen sicherlich überfordern, wenn einem bewusst wird, wie viele verschiedene Aufgaben von Herrchen und Frauchen zu erfüllen sind. Doch es sieht schlimmer aus, als es ist, denn neben ausreichend Bewegung, der geistigen Auslastung und einer großen Portion Liebe brauchen Hunde gar nicht so viel mehr, um glücklich zu sein.

Es gibt einige Punkte im Hundealltag, die zu einem glücklichen und erfüllten Hundeleben führen. Ein wenig mehr als gutes Futter, lange Spaziergänge und viel Schlaf gehört schon dazu – jedoch nicht so viel, dass Sie sich Sorgen darüber machen müssten, diese Dinge nicht zu bewältigen.

Als Beispiel finden Sie hier einen möglichen Tagesablauf, der Ihren Vierbeiner auslastet, beschäftigt und ganz sicher glücklich macht (dabei sollten Sie die einzelnen Punkte je nach Rasse und Temperament an Ihren Hund anpassen – genauere Details zu den Bedürfnissen der einzelnen Rassen finden Sie selbstverständlich ebenfalls auf den kommenden Seiten):

1. Bewegung am Morgen vertreibt Kummer und – Faulheit!

Starten Sie den Tag mit einem schönen Spaziergang, in den ruhig kurze Spiele eingebaut werden können. Damit startet Ihr Hund perfekt in den Tag und liegt nicht beispielsweise faul in der Ecke herum. Morgendliche Bewegung ist für Ihren Hund wirklich wichtig, muss aber gar nicht so lang ausfallen: Etwa 45 bis 60 Minuten sind hierfür ideal.

2. Der Snack lädt Energiereserven auf

Nach dem Spaziergang braucht Ihr Hund erst einmal etwas zu fressen und möchte sich danach ausruhen. Zu anstrengend muss es ja auch nicht werden.

3. Noch mehr Aktion: die Mittagszeit

Haben Sie mittags keine Zeit für einen Spaziergang oder für lange Spieleinheiten? Dann können Sie zum

Beispiel spezielle Spielzeuge nutzen, die mit Leckerlis gefüllt werden, die Ihr Hund sich erst einmal erarbeiten muss. Auf diese Weise wird ihm garantiert nicht langweilig!

4. Abendliches Workout: Sport, Spaß und Spiel!

Jetzt ist aber die Zeit für ein längeres Workout gekommen! Rechnen Sie mit gut einer Stunde Zeit, die Sie für diesen Teil des Tages benötigen. Wechseln Sie zwischen Spaziergängen mit Spiel- und Trainingseinheiten und Ausdauersport wie Joggen und Radfahren ab, damit Ihrem Hund nicht langweilig wird. Erst nach diesem Workout folgt die größere Futterportion des Tages, die sich Ihr Hund aber erst einmal durch viel Bewegung, Spaß und Spiel „verdienen" muss.

5. Puh, geschafft: Wie wäre es mit Kuscheln auf der Couch?

Der Tag war aufregend, hat Ihrem Hund viele neue Eindrücke geliefert und war mit so viel Bewegung ganz schön anstrengend. Eine schöne Runde Kuscheln und eine große Portion Liebe und Zuwendung sind jetzt alles, was Ihr Hund für das vollkommene Glück braucht. Im Anschluss daran befinden sich die meisten Hunde wohl im siebten Hundehimmel.

Die Herrchen und Frauchen, die gern draußen an der frischen Luft sind und sich Zeit für Ihren Hund nehmen wollen, sind so ebenfalls gut ausgelastet. Insgesamt müssen Sie – abhängig von der jeweiligen Rasse und den Besonderheiten Ihres Hundes in Bezug auf seinen Charakter und sein Alter – mit etwa zwei oder drei Stunden Zeit rechnen, die täglich für ihn eingeplant werden sollten. Binden Sie Ihren Hund für ein noch schöneres, erfüllteres Leben gezielt in Ihren Alltag ein und nehmen Sie ihn beispielsweise mit zu einem Tagesausflug, wenn es hinaus ins Grüne geht.

Trotz der anfangs zeitaufwendig wirkenden Beschäftigung mit dem Hund ist es nicht der Fall, dass Sie Ihren Vierbeiner rund um die Uhr bespaßen müssen. Wenn Sie es schaffen, dass Ihr Hund durch Bewegung, geistige Förderung und passende Spiele ausgelastet ist, brauchen Sie nicht den ganzen Tag für den Hund da zu sein. Überlegen Sie sich dennoch vor der Anschaffung eines Hundes ganz genau, wie Ihr Alltag aussieht, was alles täglich bei Ihnen ansteht und wie viel Zeit Sie am Ende für einen Hund aufbringen können. Eine halbe Stunde am Tag reicht definitiv nicht aus, ganz gleich, um welche Hunderasse es sich letztlich handelt.

Überlegen Sie sich daher, wie Sie Ihren Alltag gestalten können. Wie lange würde der Hund jeden Tag allein sein? Sind Sie beispielsweise acht Stunden täglich auf der Arbeit und haben Sie zusätzlich einen Arbeitsweg von einer Stunde vor sich und niemanden, der sich in dieser Zeit mit Ihrem Hund beschäftigt? Dann wird es tatsächlich schwierig, denn in einem solchen Fall könnte sich Ihr vierbeiniger Freund recht schnell vernachlässigt fühlen.

Eine weitere Frage in Bezug auf die Haltung eines Hundes, der glücklich und zufrieden sein soll, ist die Frage danach, ob eventuell weitere Hunde vorhanden sein sollten. Es ist ohne Frage möglich, einen Hund einzeln zu halten und ihn als Teil der Familie anzusehen. Sie sollten nur nicht versuchen, andere Hunde zu ersetzen, damit der Kontakt mit diesen nicht einfach wegfällt.

Nehmen wir einmal an, dass Sie, Ihr Partner oder Ihre ganze Familie keinen zweiten Hund aufnehmen wollen. In einem solchen Fall können Sie bei regelmäßig stattfindenden Hundetrainings eventuell Kontakte mit anderen Hunden schließen. Oder haben Sie vielleicht Freunde oder Verwandte mit Hunden? Es gibt viele Möglichkeiten, eine Art „Spieldate“ für Ihren Hund zu organisieren.

Der Kontakt mit anderen Hunden bietet zahlreiche Vorteile und sollte nicht unterbunden werden. Zu diesen Vorteilen zählen:

- Ihr Hund lernt, entspannter mit anderen Hunden umzugehen.
- Hunde können mit anderen Hunden rennen, spielen, sich kabbeln und natürlich miteinander umgehen – das kann ein Mensch nicht ersetzen.
- Mit ihren Artgenossen powern sich Hunde viel mehr aus als beim reinen Spielen mit Herrchen und Frauchen.
- Das richtige Verhalten gegenüber anderen Hunden wird dadurch gelernt – so lässt sich Stress bei der Begegnung mit anderen Hunden von Anfang an vermeiden.

- Das Toben mit anderen Hunden hilft dabei, Ihren Hund auszulasten, und fördert ein glückliches Hundeleben.

Haben Sie sich schon einmal gefragt, ob es Situationen gibt, in denen Sie besser eingreifen sollten, wenn Ihr Hund mit anderen Hunden spielt? Zunächst einmal sollten Sie nicht sofort einschreiten, sondern erst einmal ganz in Ruhe beobachten. Schauen Sie den Hunden zu und prüfen Sie, ob ein gutes Verhältnis zwischen ihnen herrscht, die Hunde entspannt miteinander spielen oder ob Ihre Fellnase Angst hat, unruhig wird oder bei spielerischen Kämpfen immer wieder unterliegt. Dann ist es an der Zeit einzugreifen, um weitere Schwierigkeiten zu vermeiden und um Ihrem Hund zu zeigen, dass Sie für ihn da sind. Auf diese Weise werden Hunde im Laufe der Zeit wieder selbstsicherer.

Zu guter Letzt ist es noch hilfreich zu überlegen, wo Sie mit Ihrem Hund andere Hunde kennenlernen können und wo sich Möglichkeiten zum Spielen ergeben. Folgende Optionen sind grundsätzlich möglich:

- die Hundewiese
- das Hundetraining mit anderen Hunden

- Treffen mit Hunden von Freunden / der Familie
- Parks / Seen / Wälder oder beliebte Strecken für Spaziergänge
- Treffen, die in speziellen Gruppen wie bei Facebook vereinbart werden (dabei ist zugleich die Berücksichtigung eines ähnlichen Alters oder der gleichen Rasse möglich)

Achten Sie bei allen Spielen darauf, dass Ihr Hund entspannt ist und Stress vermieden wird. Solange Sie dafür sorgen, dass Ihr Hund gefordert wird, Abwechslung hat und Sie sich genug Zeit für ihn nehmen, wird die Zufriedenheit Ihres Hundes nicht lange auf sich warten lassen. Beachten Sie allerdings, dass die bisherigen Punkte und Tipps eher allgemein gehalten waren, da jeder Hund andere Vorlieben und Abneigungen hat. Des Weiteren ist zu berücksichtigen, dass es verschiedene Hunderassen gibt, die wiederum besondere Eigenschaften aufweisen, was häufig vergessen wird. So ist ein Hütehund nicht mit einem Jagdhund gleichzusetzen. Daher schauen wir uns auf den nächsten Seiten noch die Besonderheiten einzelner beliebter

Hunderassen an, bevor es dann zu den abwechslungsreichen Hundespielen geht.

Je bewusster Ihnen ist, dass die Rasse und der Charakter Ihres Hundes zu Ihnen und Ihrer Familie passen sollte, desto besser ist es. Denn dadurch geben Sie sich die Möglichkeit, einen passenden Hund auszuwählen und im Anschluss wunderbare gemeinsame Jahre mit einer großen Portion Hundeglück zu erleben. Machen Sie sich bei der Auswahl Ihres Hundes bewusst, dass jede Rasse eine andere Veranlagung hat, die beim Spielen ebenso wie bei jeder Art von Beschäftigung bedacht werden sollte.

Unterschiede und Vorlieben verschiedener Hunderassen

Jeder Hund ist anders. Das, was ebenso für uns Menschen gilt, ist bei Hunden ganz besonders zu beachten, da bei der Zucht jeder Rasse bestimmte Eigenschaften gezielt hervorgehoben werden. Sie werden die jeweiligen Vorlieben und Besonderheiten einer Rasse sehr bald selbst entdecken und sollten dann die passenden Spiele aussuchen, an denen Ihr Hund wahre Freude hat. Denken Sie nur einmal an einen Jagdhund: Mit diesem können Sie jede Art von Beutespiel, bei dem es um das Jagen oder um das Aufspüren von Beute geht, durchführen. Sie werden bald merken, dass Ihr Hund glücklicher ist, wenn Sie auf die jeweiligen Merkmale seiner Rasse Rücksicht nehmen. Bei Mischlingshunden ist das vielleicht nicht ganz so einfach, wenn sich jedoch eine Rasse bei Ihrem Hund stärker durchsetzt, sollten Sie sich entsprechend mit den Neigungen ebendieser Rasse auseinandersetzen.

Um Ihnen den Einstieg leichter zu machen, finden Sie nachfolgend eine Liste der bekanntesten Hundearten und -rassen sowie ihre speziellen Vorlieben. Natürlich gibt es noch viele weitere Rassen, die hier aus Platzgründen nicht genannt werden können, doch diese Übersicht hilft Ihnen bei einer ersten Einschätzung der Vorlieben und der entsprechenden Spiele, die von den einzelnen Hunderassen bevorzugt werden.

Hütehunde: Bewegung im Team

Gezüchtet wurden Hütehunde, damit sie Herden zusammenhalten. Insbesondere Schafsherden sind ohne Hütehunde kaum vorstellbar, und für Schäfer war und ist es eine große Erleichterung, wenn diese Hunde auf ihren Wanderungen dabei sind. Da die Hunde sich durch bestimmte Signale lenken lassen, liebend gern mit Menschen im Team arbeiten und viel Bewegung brauchen, machen sie sehr gern bei Bewegungsspielen aller Art mit.

Folgende Hunderassen werden zu den Hütehunden gezählt:

- Border Collie
- Deutscher Schäferhund
- Australian Shepherd
- Anatolischer Hirtenhund
- Bobtail

Schutzhunde: mehr Sicherheit von Grundstücken

Wenn es darum geht, Grundstücke zu sichern, dann sind Schutzhunde ohne Frage die erste Wahl. Hätten Sie gern einen Hund, der Haus und Hof schützen kann und nicht ganz so stark die Teamarbeit mit Menschen schätzt? Dann sind die folgenden Rassen einige bekannte Beispiele für Schutzhunde, mit denen Einbrecher weniger gute Chancen haben:

- Rottweiler
- Boxer
- Deutsche Dogge
- Schnauzer
- Dobermann

Schlittenhunde: nordische Bewegungsliebhaber

Suchen Sie einen Hund, der ausdauernd ist, lange rennen kann und sogar einen Schlitten hinter sich herziehen könnte? Dann sind Schlittenhunde eine gute Option für Sie, da sie sich durch ihre Ausdauer genauer wie durch ihren starken Bewegungsdrang und durch ihre Selbstständigkeit auszeichnen. Die nordischen Hunderassen können Spuren verfolgen und lieben Bewegungs- und Schnüffelspiele, sind jedoch weniger stark auf die Gesellschaft der Menschen angewiesen und neigen weniger zur Teamarbeit.

Folgende Hunderassen werden zu den Schlittenhunden gezählt:

- Husky
- Kanadischer Eskimohund
- Europäischer Schlittenhund
- Grönlandhund
- Alaskan Malamute

Jagdhunde: Die Beute zählt

Es gibt verschiedene speziell für die Jagd gezüchtete Rassen, die Spuren erschnüffeln wollen und immer auf der Jagd nach der nächsten Beute sind. Ausdauer und Schnelligkeit zeichnen Jagdhunde genauso aus wie ihre feine Nase. Alle Spiele, die mit viel Bewegung, mit dem „Erjagen" von Beute oder mit dem Erschnüffeln von Spuren zusammenhängen, sind daher bei ihnen beliebt. Ein weiterer entscheidender Aspekt ist, dass Jagdhunde es gewohnt sind, eng mit Menschen zusammenzuarbeiten, da diese Zusammenarbeit beim Jagen mit Jägern schließlich stets unerlässlich war und ist.

Zu den Jagdhunden zählen die folgenden Rassen:

- Beagle
- Dackel
- Weimaraner
- Terrier
- Golden Retriever
- Labrador

Gesellschaftshunde: Hauptsache gemeinsam mit ihrem Menschen

Menschen lieben die tierische Begleitung durch einen Hund und brauchten bereits damals nicht allein Hunde, die jagen, Herden hüten oder Lasten ziehen konnten. Deshalb gibt es die sogenannten Gesellschaftshunde, die es lieben, alles gemeinsam mit ihrem oder ihren Menschen zu machen. Jede Art von Spiel ist perfekt, solange es nur gemeinsam stattfindet – daher sollten Sie bei diesen Hunden die Lust mitbringen, zusammen mit Ihrem Hund zu spielen und spannende Aufgaben zu lösen.

Hier finden Sie einige Rassen, die zu den Gesellschaftshunden zählen:

- Spaniel
- Pudel
- Mops
- Französische Bulldogge
- Chihuahua

Die Körpersprache von Hunden richtig deuten

Die Körpersprache des Hundes spielt bei der Kommunikation eine wichtige Rolle und verrät Ihnen viel über das Wohlbefinden Ihres Vierbeiners. Wenn Sie wissen wollen, ob Ihr Hund die Spiele und Beschäftigungsformen mag, brauchen Sie nur einen genauen Blick auf die Körpersprache zu werfen und können diese entsprechend deuten. Falls Sie selbst nicht mehr weiterwissen, ist es hilfreich, die Unterstützung von erfahrenen Trainern zu suchen, die Ihnen mehr über das Wohlbefinden Ihres Hundes verraten.

Sie erkennen zum Beispiel eine Spiellaune sehr deutlich am Blick Ihres Hundes: Ein auffordernder Blick, ein Stupser mit der Nase oder eine erhobene Pfote sind oftmals klare Anzeichen dafür. Wenn dann noch der Kopf zum Boden und der Po in die Höhe gestreckt wird, dann will Ihnen Ihr Hund sagen: „Los geht´s, lass uns spielen. Worauf wartest Du noch?“

Auch ausgelassenes, fröhliches Hin- und Herspringen ist ein klares Signal für reichlich Spiellaune.

Aus Spiel kann leicht mal Ernst werden. Wenn Sie merken, dass die Stimmung zu kippen beginnt, sollten Sie das Spiel sofort abbrechen. Das ist etwa der Fall, wenn der Hund zu knurren beginnt. Keine Sorge, Sie werden ein „Spielknurren" von einem verärgerten durchaus unterscheiden. Auch wenn Ihr Vierbeiner beginnt, die Zähne zu fletschen, sollte das Spielen vorbei sein. Ein Alarmzeichen ist ebenfalls, wenn sich die Haltung des Hundes versteift und sich die Nackenhaare sträuben: In einem solchen Fall duckt sich der Hund, fühlt sich bedroht und droht nun seinerseits anzugreifen.

Hunde senden – auch beim Spielen – Signale aus, die eigentlich darauf hindeuten sollen, dass die Spielzeit beendet ist.

Hierzu gehören:

- **Lecken über die Nase**

  Wenn Ihr Hund das tut, kann es gut sein, dass er etwas als Bedrohung oder Tadel empfunden hat. Möglicherweise haben Sie ärgerlich auf ihn eingeredet? In einem solchen Fall möchte Ihre Fellnase nur, dass Sie wieder lieb zu ihr sind.

- **Den Kopf zur Seite drehen**
  Sind Sie Ihrem Hund vielleicht etwas zu dicht aufs Fell gerückt? Schauen Sie ein wenig weg oder gehen Sie für einige Momente ein paar Schritte zur Seite. Warten Sie kurz ab, denn in der Regel entspannt er sich rasch wieder.

- **Gähnen**
  Gähnen bedeutet beim Hund nicht, dass er müde ist, sondern dass er ein wenig Ruhe und Frieden möchte. Hat das Tier unter Umständen Stress? Gönnen Sie ihm doch einfach eine kleine Pause und beobachten Sie, ob sich das Gähnen wieder legt.

- **Langsamer werden und hinsetzen**
  Vielleicht ist Ihrem Vierbeiner das Spiel zu rau geworden? Lassen Sie es in einem solchen Fall ruhig langsamer und entspannter

angehen. Falls Sie gerade versuchen, Ihrem Hund etwas beizubringen, sollten Sie damit vorerst aufhören. Belohnen Sie Ihren Hund für das bisher Geleistete und gönnen Sie ihm ein wenig Ruhe.

Die Grundregeln für eine unbeschwerte Spielzeit

Hunde und Menschen sprechen eine unterschiedliche Sprache. Trotzdem ist es möglich, dass sie sich bei gemeinsamen Spielen verständigen können. Damit dies für Sie und Ihren Vierbeiner eine wirkliche Freude ist, sollten Sie ein paar Grundregeln beachten.

Werden Sie locker

Machen Sie sich zuerst einmal locker. Sie können, wenn Sie Ihren Hund zu sich rufen, in die Knie gehen. Reden Sie ebenfalls mit den Händen mit Ihrem Vierbeiner. Gehen Sie ein paar Schritte vorwärts und bleiben dann stehen. Das Ziel hierbei ist es, Ihren Hund dazu zu animieren, hinter Ihnen herzulaufen. Dies ist schon die erste Andeutung für Ihren Hund, um ihm zu vermitteln, dass jetzt Zeit für Spiel und Spaß ist.

Achten Sie auf Ihre Stimme

Für die zweite Grundübung widmen Sie sich Ihrer Stimme. Die Lautstärke ist nicht entscheidend, da Hunde mindestens doppelt so gut hören wie Menschen. Sie können also ruhig die Lautstärke etwas reduzieren. Die erste Voraussetzung, wenn Sie mit Ihrer Stimme Kommandos oder Belohnungen aussprechen möchten, ist, dass Sie freundlich klingen. Ganz wie bei Menschen steckt gute Laune an. Üben Sie das Loben, dies ist oftmals fast ebenso gut wie ein Leckerli für Ihren Hund.

Belohnung

Sie können verschiedene Arten von Belohnungen wählen. Diese können Streicheln, Loben oder Leckerbissen sein, aber ebenso gut das Lieblingsspielzeug oder Lieblingsspiel. Für Ihren Vierbeiner ist natürlich der Leckerbissen der stärkste Anreiz. In der Anlernphase können Sie Ihren Hund für jeden erfolgreichen Schritt belohnen. Reduzieren Sie dies allerdings schrittweise. Es ist wichtig, dass Sie Ihren Hund nicht permanent mit Leckerlis belohnen, um kein Übergewicht zu fördern. Hier sollte alles mit Maß und Ziel erfolgen. Setzen Sie häufig Lob und Streicheleinheiten als Belohnungen ein. Dies gefällt Ihrem Hund und damit brauchen Sie nicht zu geizen.

Der richtige Zeitpunkt

Für den perfekten Spielspaß ist es von großer Bedeutung, dass Sie sich Folgendes immer wieder bewusstmachen: Ihr Hund lebt im Hier und Jetzt. Damit eine Belohnung wirklich wirken kann, sollten Sie diese im richtigen Moment einsetzen. Warten Sie nur bis zu einer Sekunde, bis Sie Ihren Vierbeiner loben oder ihm ein Leckerli geben, damit Ihr Hund die Freude am Spiel behält und das Gelernte festigen kann. Achten Sie jedoch ebenfalls darauf, dass Sie Ihrem Hund, selbst während er noch am Spielen ist, das Signal „Schluss“ beibringen.

Sie sind der Boss

Selbst während des Spielens mit Ihrem Hund sind Sie der Boss. Machen Sie sich dies stets bewusst. Sie vermitteln Ihrem Hund somit zusätzlich ein gewisses Gefühl von Sicherheit, was nicht nur ihm, sondern auch Ihnen guttut. Sie geben die Regeln vor und entscheiden ebenso, wann gespielt wird. Außerdem bestimmen Sie darüber, welche Tricks Sie Ihrem Hund beibringen und welche Belohnung es gibt.

Spielen mit Kindern

Hunde und Kinder haben sehr viele Gemeinsamkeiten. Sie beide toben gern und können sich im Spieleifer regelrecht verlieren. Das ist zum einen großartig, doch es kann ebenfalls problematisch werden – vor allem bei Rangeleien oder Zerrspielen.

Wenn Kinder – ganz egal, ob aus Angst oder aus purer Freude – anfangen zu schreien, ist das für den Hund ein Signal, noch stärker zur Sache zu gehen und auch mal gröber anzupacken.

Läuft das Kind einfach weg, kann das für den Hund ein Signal zur Jagd sein. In solchen Fällen kann es schnell zu Stürzen, Verletzungen und Schürfwunden kommen. Aus diesem Grund sollten Sie unbedingt ein Auge darauf haben, wenn Kind und Hund miteinander spielen.

Grundsätzlich lautet die goldene Regel: Nicht zu stürmisch!

Mit leichten Wurf-, Versteck- oder Apportierspielen sind sowohl Sie und das Kind als auch der Hund im Allgemeinen auf der sicheren Seite.

Kinder sollten an Ihrem Beispiel sehen, wie man respekt- und verständnisvoll mit dem Hund umzugehen hat. Damit schaffen Sie die beste Basis für eine dicke Freundschaft zwischen Tier und Mensch!

Das richtige Spielzeug

Im Allgemeinen sollte Hundespielzeug möglichst bissfest sein und aus unbedenklichem Material bestehen – so etwa Latex, Rinderhaut, Hartgummi, Jute oder Hartholz. Alles, was zu klein ist, kann schnell in das Maul wandern und von dort aus in den Rachen rutschen. Infolgedessen kann sich Ihr Hund gefährlich daran verschlucken.

Ein Igelball ist beispielsweise ein sehr beliebtes Spielzeug: Das wird gern gefangen, versteckt, apportiert und beknabbert. Mit einem solchen Igelball sorgen Sie bei Ihrem Vierbeiner für ausgezeichnete Beschäftigung. Achten Sie allerdings darauf, dass der Ball nicht zu klein ist. Nutzen Sie keine Bälle, die von der Größe her kleiner als das Maul Ihres Hundes sind, da es sonst zu Unfällen in Form von Verschlucken des eigentlich nett gemeinten Spielzeugs kommen kann. Große Hunde brauchen entsprechend recht große Spielzeuge, damit kein Gesundheitsrisiko entstehen kann.

Zum Apportieren und für kleinere Kraft-Zieh-Spiele eignet sich ein Spieltau mit Ball: Dicke Seile sind zum Beispiel für Welpen besonders gut geeignet, da sie damit gleichzeitig ihre Kaumuskulatur trainieren können.

Diverse Spielfiguren werden von Vierbeinern sehr gern herumgeschleppt. Verzichten Sie jedoch auf Quietschfiguren, damit Ihr Hund die Beißhemmung gegenüber „quiekenden“ Artgenossen verlernt.

Der Kong, bestehend aus Naturkautschuk, ist nicht nur für Apportier- und Wurfspiele bestens geeignet. Mit Futter gefüllt wird er zu einem echten Beschäftigungsspielzeug. Der Kong ist in unterschiedlichen Ausführungen erhältlich und kann mit diversen Leckerlis befüllt werden, zum Beispiel mit Hunde-Eis. Der Kong Dental massiert das Zahnfleisch Ihres Hundes und hilft zudem, Zahnbelag zu entfernen.

Für kleinere Hunde gibt es den Kong aus plüschigeren Materialen, die ihn dann leichter fassen können. Für Hunde mit einer stärkeren Beißkraft, wie zum Beispiel den American Staffordshire Terrier, gibt es ebenfalls härtere Exemplare. Dieses Spielzeug kann Ihr Hund ohne Ihre Anwesenheit verwenden und sich damit stundenlang selbst beschäftigen.

Zusätzlich zum genannten Spielzeug gibt es noch eine breite Palette weiterer Spielzeuge, so zum Beispiel Schleckmatten und Schlecktrichter, Activity-

Hundespiele, Futterbälle, Snack-Eier und Schnüffel-Cubes. Letztere sind vor allem für Welpen geeignet sowie für Hunde, die mit Intelligenzspielzeug noch nicht wirklich vertraut sind. Der Würfel kann mit unterschiedlichen Geruchsnoten beduftet werden und fördert somit den Geruchssinn des Vierbeiners. Der Schnüffel-Cube kann in seine Einzelteile zerlegt und versteckt werden. Das Material ist besonders weich, sodass er selbst von kleinen Hunden und Welpen gut gefasst werden kann.

Die Grundsignale – Basics für ein großartige Spielzeit

Alle Hunde spielen und daher sollte diese Spielzeit möglichst interessant und abwechslungsreich gestaltet werden.

Die Grundsignale sind streng genommen nichts anderes als Tricks: Sich hinlegen, hinsetzen oder zu einem anderen Hund hinlaufen sind „natürliche" Verhaltensweisen, die jeder Vierbeiner von sich aus zeigt. Dennoch müssen Hunde erlernen, diese Verhaltensweisen aufgrund eines menschlichen Signals auszuführen. In sehr vielen Fällen ist die Durchführung dieser Grundsignale die Voraussetzung für viele Spiele und Tricks: Daher sollen sie nachfolgend kurz näher erläutert werden.

Stups-Signal

Es handelt sich hierbei um ein beliebtes Signal, bei dem es darum geht, dass Ihr Hund gezielt mit der Nase etwas berühren soll. Wichtig ist dieses Signal unter anderem, um für mehr Vertrauen zwischen

Hund und Herrchen beziehungsweise Frauchen zu sorgen, da Hunde damit lernen können, direkt nach Unterstützung zu suchen, und den Menschen anstupsen, wenn sie sich beispielsweise unsicher fühlen. Auf diese Weise können Sie verhindern, dass Ihr Hund Ihnen aus Angst oder in einer wenig vertrauenerweckenden Situation davonläuft.

So gehen Sie vor, um mit Ihrem Hund dieses Signal zu trainieren:

- Im ersten Schritt sollten Sie Ihrem Hund Ihre Handfläche hinhalten, während dieser vor Ihnen steht.
- Jetzt nähern Sie sich mit der Hand dem Hund, damit sich dieser wiederum Ihrer Hand nähert. Sobald diese Annäherung erfolgt, belohnen Sie das Verhalten mit einem Leckerli.
- Der nächste Schritt ist, dass Sie Ihre Hand weiterhin so hinhalten, bis der Hund diese mit seiner Nase anstupst.
- Jetzt brauchen Sie nur noch das passende Signalwort, in diesem Fall „Stups“, damit der Hund das Anstupsen mit dem Signal verbinden kann. Üben Sie mehrfach, bis Ihr Hund

verstanden hat, dass beim Signal „Stups" in Verbindung mit der geöffneten Hand das Anstupsen dieser Hand gemeint ist.

- Sie können später dem Hund ebenfalls vermitteln, dass er nicht nur die Hand anstupst, sondern genauso Ihr Bein oder ein anderes Körperteil, wenn es um das genannte Signal geht.

Touch-Signal

Hier soll der Hund ein bestimmtes Ziel oder einen Gegenstand mit seiner Pfote berühren.

Insbesondere für problematische Hunde ist dieses Signal ein sehr wertvolles Hilfsmittel, denn es gibt dem Hund ausreichend Sicherheit und Halt.

- Dem Hund wird die Hand – in Form einer Faust – hingehalten. Er soll im ersten Schritt erlernen, dass es sich lohnt, mit seiner Schnute die hingehaltene Hand zu berühren. Verstärkung spielt in diesem Zusammenhang erneut eine sehr bedeutende Rolle.
- In die Handinnenfläche wird ein Futterstückchen hineingelegt.
- Läuft Ihr Hund nun zu Ihrer Hand hin und schnüffelt diese vielleicht sogar interessiert an, sollten Sie dieses Verhalten mit dem Leckerli belohnen.

  Wichtig ist allerdings, dass der Hund nur schnüffelt und nicht versucht, das Futterstückchen mit den Zähnen herauszubekommen.

- Sobald sich der Hund also schnüffelnd für die Hand interessiert, öffnen Sie die Handfläche und geben ihm das Leckerli.
- Im zweiten Schritt soll der Hund lernen, länger an der Hand auszuharren.
- Fügen Sie nun das Kommando „Touch“ hinzu.
- Es ist wichtig, dass der Vierbeiner lernt, nur auf das Signal hin zu „touchen“.

Nimm-Signal

Mit dem Nimm-Signal bringen Sie Ihrem Hund bei, dass ein Gegenstand aufgehoben werden soll, der sich auf dem Boden befindet. Verknüpft wird das Nimm-Signal mit einem Signal zum Loslassen, denn der Trick des Ganzen ist, dass der Hund den Gegenstand erst dann fallen lässt, wenn er dafür das entsprechende Signal bekommt. Sie können Ihren Hund auffordern, Gegenstände vom Boden oder von Ihrer Hand aufzuheben – verbinden Sie die Aufforderung mit dem klaren Signal „Nimm“.

Sie brauchen hier sicherlich einige Anläufe, können Ihrem Hund dann aber vermitteln, dass bei diesem

Signal Gegenstände aller Art aufgehoben oder vorsichtig aus Ihrer Hand genommen werden sollen. Belohnen Sie das Verhalten wie immer, damit der Vierbeiner genau weiß, was er machen soll.

Zieh-Signal

Stellen Sie sich diese Übung wie eine Art Tauziehen vor oder so, als würde der Hund an einem Gegenstand ziehen. Sie können hierfür das zuvor gelernte Nimm-Signal weiterentwickeln und beispielsweise mit einem Stock oder mit einem Seil üben.

Der Gedanke dabei ist, dass der Hund an dem Gegenstand ziehen soll und diesen nicht nur von der Hand oder vom Boden aufhebt. Sobald das Nimm-Signal einmal umgesetzt wurde und dem Hund klar ist, können Sie ihm dieses neue Signal recht einfach vermitteln.

Outdoor- & Indoor-Spielspaß – Spaßfaktor für jedes Hund-Mensch-Team

„Spielmuffel“ gibt es unter den Vierbeinern nicht, doch wie Sie zu Anfang dieses Buches schon erfahren haben, gibt es signifikante Unterschiede in Bezug auf das Spielbedürfnis zwischen den einzelnen Hunderassen.

Jetzt geht es los mit den einzelnen Hundespielearten und Spielideen – und hier ist mit Sicherheit für jede Fellnase das Richtige dabei!

Such- und Schnüffelspiele

Hunde verfügen über eine ausgezeichnete Nase, die die Nase eines jeden Menschen bei Weitem übertrifft. Die Nase wird benötigt, um bei den Such- und Schnüffelspielen zum Ziel zu kommen. Daran haben die meisten Hunde, nicht nur Jagdhunde mit ihrer enorm feinen Nase, Spaß, da es für sie ganz natürlich ist, ihre Nase einzusetzen. Einige Schnüffelspiele beinhalten eine Beute, andere nicht, sodass für Hunde jeden Alters genug Abwechslung vorhanden ist.

Fährten-Suchspiel

Im Grunde ist es ganz einfach: Wie wäre es, wenn Sie, anstatt die Hundemahlzeit wie üblich im Napf zu servieren, ein kleines Schnüffelbuffet aufbauen?

- Verstecken Sie einfach etwas Hundetrockenfutter im Haus oder draußen im Freien und lassen Sie Ihren Hund sein Fressen suchen.
- Wenn Sie die Verstecke zunächst in einem näheren Umfeld auswählen, wird Ihr Hund mit seiner feinen Nase gleich merken, dass es etwas Leckeres zu entdecken gibt und er wird sich auf die Suche machen. Am besten begleiten Sie dies mit einem ausgesprochenen Befehl, zum Beispiel „Such!".
- Erweitern Sie nach einiger Zeit das Suchgebiet, wird Ihr Hund durch das Kommando wissen: Schnüffeln zahlt sich aus!

- Damit das Schnüffel- und Suchspiel für Ihren Hund nicht langweilig wird, können Sie die Anforderungen von Mal zu Mal steigern.
- Nicht nur das „Einsatzgebiet“ kann größer werden, auch das Gelände kann verschiedene Schwierigkeitsgrade aufweisen: im hohen Gras oder zwischen Kieselsteinen – seien Sie erfinderisch!

Tipp:

Wenn Sie das Spiel öfter spielen, wird Ihr Hund vermutlich versuchen, die Leckereien bereits vor dem Spielstart aufzusammeln. Auch Hunde schummeln gern! Sie sollten Ihren Vierbeiner daher zunächst ablenken oder in einem anderen Zimmer einquartieren.

Schatzsuche

Nicht alle Hunde sind Blitzmerker. Beginnen Sie daher zunächst mit einer leichten Aufgabe: Wickeln Sie ein Leckerli in ein wenig Küchenpapier ein und lassen Sie es von Ihrem Hund auswickeln. Hat er verstanden, wie es funktioniert, können Sie die Schwierigkeitsstufe langsam erhöhen.

- Legen Sie das eingewickelte Leckerli in einen kleinen Karton.
- Diesen können Sie später mit zusammengeknülltem Zeitungspapier auffüllen, um Ihren Hund bei der Suche nach dem „Schatz“ vor eine größere Aufgabe zu stellen.
- Dieses Spiel macht nicht nur Spaß, es bringt zusätzlich etwas für die geistige Entwicklung Ihres Vierbeiners: Er muss sich ein wenig überwinden, um seinen Kopf in den Karton zu stecken, in dem zu allem Überfluss noch raschelndes Papier auf ihn wartet. Der Erfolg, dort ein Leckerli zu finden, stärkt sein Selbstbewusstsein.
- Sie müssen übrigens nicht unbedingt ein Leckerli im Karton verstecken. Gerade bei Vierbeinern, die ein wenig zu Übergewicht neigen, empfiehlt es sich, anstatt des Leckerbissens das Lieblingsspielzeug zu verstecken.

- Sie können im Karton ebenfalls mehrere Päckchen verstecken: In einigen sind Leckerlis eingewickelt, andere wiederum sind leer. So hat Ihr Hund reichlich Spaß!

Schatzsuche unter Decken

Mit diesem Spiel trainieren Sie vor allem den Geruchssinn Ihres Hundes. Am besten können Sie dieses Spiel drinnen spielen.

- Legen Sie zunächst einmal mehrere Decken als Haufen in die Mitte Ihres Wohnzimmers.
- Verstecken Sie unter den Decken das Lieblingsspielzeug Ihres Vierbeiners und Leckerlis.
- Fordern Sie Ihren Hund nun auf, nach den versteckten Dingen zu suchen.
- Hat Ihre Fellnase eines der versteckten Objekte gefunden, darf es das fressen beziehungsweise damit spielen.
- Verstecken Sie immer andere Dinge, damit es für Ihren Hund wirklich spannend bleibt.

Schnüffel-Cube

Hierfür benötigen Sie Schnüffelwürfel, Duftstoffe und Leckerlis. Trainieren Sie damit vor allem die Geschicklichkeit sowie die Konzentration Ihres Hundes.

- Beduften Sie zunächst einmal einzelne Teile des Würfels und legen Sie eine Duftspur.
- Anhand des Geruchs muss der Hund nun die Einzelteile aufstöbern.
- Stecken Sie den Würfel dann wieder zusammen und verstecken Sie ihn.
- Fordern Sie Ihren Vierbeiner anschließend auf, den Würfel zu suchen.
- Hat er den Würfel gefunden, erhält er eine Belohnung.

Versteckspiel mit Spielzeug

Hierfür benötigen Sie Hundespielzeug. Mit diesem Spiel können Sie die Bindung Ihres Hundes an Sie stärken.

- Nehmen Sie ein Hundespielzeug und zeigen Sie es Ihrem Vierbeiner.

- Bewegen Sie das Spielzeug und fordern Sie Ihren Hund durch kleine Quietschgeräusche zum Spielen auf.
- Sobald sich Ihr Hund darauf konzentriert, verstecken Sie das Spielzeug.
- Suchen Sie nun gemeinsam mit ihm danach.
- Hat er es letztlich aufgestöbert, belohnen Sie ihn.
- Zeigen Sie Ihrem Hund zu Anfang, wo Sie das Spielzeug verstecken. Später muss er es von allein erschnüffeln.

Outdoor- und Indoor-Schnüffelspaß

Bei diesem Schnüffelspiel können Sie viele Varianten einbauen und ausprobieren. Ihr Hund trainiert seinen Geruchssinn und wird sich obendrein noch über Leckerlis freuen.

- Verstecken Sie die Futterbröckchen in (niedrigen) Regalen, legen Sie sie auf Stühle oder draußen auf einen Baumstumpf oder einen niedrigen Ast.

- Mit ringförmigem Futter lassen sich außerdem wunderbar Sträucher dekorieren!
- Lassen Sie sich auf keinen Fall das verblüffte Gesicht Ihres Hundes entgehen, wenn er zum ersten Mal entdeckt, dass das versteckte Futter diesmal nicht am Boden liegt.

Jagd- und Beutespiele

Da es für Hunde ganz natürlich ist, Beute zu machen, also sie zu verfolgen und zu jagen, können Sie gern verschiedene Beutespiele in den Hundealltag integrieren. Bei Beutespielen kommen Bewegung, Spaß und für den Hund ganz natürliche Beschäftigungsformen nicht zu kurz, sodass sie bei Ihrem Hund sicherlich schnell auf Begeisterung stoßen.

Zu diesem Bereich gehören unter anderem die sogenannten Apportierspiele: Sie verbinden Jagd-, Gehorsams- sowie Suchübungen miteinander. Der Hund erreicht seine Beute, darf diese aber nicht auffressen, sondern muss sie zu seinem Herrchen oder Frauchen zurückbringen. Erst dann bekommt der Vierbeiner seine Belohnung. Diese Spiele fördern die Impulskontrolle des Hundes und verstärken zudem die Bindung zwischen Hund und Mensch.

Apportieren

Beim Apportieren lernen Hunde, verschiedene Gegenstände nicht nur aufzuheben, sondern auch zu ihren Menschen zu bringen. Aus dieser Grundübung heraus lassen sich dann wiederum viele Abwandlungen gestalten, wenn es um gemeinsame Spiele geht.

Grundspiel – Apportieren

Beginnen Sie beim Apportieren mit der Grundübung. Ihr Hund sollte sich im „Platz“ oder „Sitz“ befinden. Werfen Sie nun ein Kuscheltier durch das Sichtfeld Ihres Vierbeiners. Achten Sie darauf, dass Ihr Hund jetzt, bis Sie ihm das Kommando geben, in der Position bleibt. Sobald Sie ihm ein entsprechendes Signal geben, darf er damit beginnen, den Gegenstand zu holen. Hat Ihr Vierbeiner dies erfolgreich getan, belohnen Sie ihn anschließend mit einem Leckerli.

Wenn Sie sich am Anfang dieses Spiels befinden, kann es hilfreich sein, dass Sie Ihrem Hund das Leckerli zeigen, sobald er den Gegenstand im Maul hat. Dies wird dafür sorgen, dass er schnell zu Ihnen zurückkommt und Sie ihm daraufhin das Leckerli geben können. Benutzen Sie als Kommando für den „Startschuss“ ein Wort Ihrer Wahl oder einen Clicker: Der Clicker ist ein ideales Trainingshilfsmittel, das auf auf Fingerdruck ähnlich wie ein Knackfrosch klingt. Damit können Sie Ihrem Hund also etwas beibringen. Einen „Click“ gibt es zum Beispiel, sobald der Vierbeiner eine bestimmte gewünschte Aktion zeigt

Dreiecksspiel

Gehen Sie mit Ihrem Hund am besten nach draußen in den Garten oder in einen Park. Ihr Hund muss sich zuerst wieder in der Grundhaltung „Sitz“ oder „Platz“ befinden.

- Lassen Sie Ihren Vierbeiner sich hinsetzen.
- Legen Sie nun sein präferiertes Spielzeug ein wenig weiter von ihm entfernt auf den Boden.
- Bilden Sie anschließend mit dem Hundespielzeug und Ihrer Fellnase ein Dreieck, indem Sie dafür einige Schritte zur Seite oder zurück gehen.
- Rufen Sie jetzt Ihren Hund zu sich.

- Wichtig ist hierbei, dass er zuerst zu Ihnen kommt. Anschließend soll er zu dem Spielzeug laufen und es apportieren.
- Als Belohnung können Sie wiederum ein Leckerli verwenden.

Zeitungsbote

Bei diesem Spiel ist es wichtig, dass Ihr Hund sich daran gewöhnt, eine Zeitung im Maul zu haben.

- Beginnen Sie damit, Ihrem Hund eine Zeitungsrolle oder etwas gerolltes Papier in das Maul zu legen.
- Warten Sie kurz ab, nehmen es heraus und belohnen ihn dafür: Loben Sie Ihren Vierbeiner und geben Sie ihm ein Leckerli. Diesen ersten grundlegenden Schritt sollten Sie öfters wiederholen, damit dieses Gefühl für Ihren Hund zur Gewohnheit wird.
- Für den zweiten Schritt in diesem Spiel müssen Sie sich ein Kommando überlegen, mit dem Ihrem Hund signalisiert wird, dass er die Zeitung holen soll. Nehmen Sie das Papier und werfen es ein paar Meter entfernt

hin. Ihr Hund sollte es aber noch in seinem Blickfeld haben. Sagen Sie nun Ihr Kommando, zum Beispiel „Hol die Zeitung“. Wenn Ihr Hund dann losrennt und Ihnen die Zeitung bringt, belohnen Sie ihn mit einem Leckerli dafür.

- Wiederholen Sie diese Übung einige Male, bis Ihr Hund sie verinnerlicht hat. Beim nächsten Mal werfen Sie erneut die Zeitung, gehen allerdings noch ein paar Schritte weiter weg. Ihr Hund sollte Ihnen nun wieder die Zeitung nach Ertönen des Kommandos bringen. Es folgen wieder Leckerli und Lob als kleiner Ansporn für den Vierbeiner.
- Werfen Sie zuletzt die Zeitung dorthin, wo sie für gewöhnlich immer liegt – zum Beispiel an der Haustür. Verlassen Sie dann den Raum oder den Flur und gehen Sie in das Zimmer, in das Ihr Hund die Zeitung ab jetzt bringen soll. Sagen Sie das Kommando, damit Ihr Hund die Zeitung holt. Wiederholen Sie das so lange, bis Ihr Vierbeiner die Zeitung zu Ihnen bringt. Anschließend gibt es wieder ein Leckerli zur Belohnung.

Rund um ein Hindernis apportieren

Dieses Spiel fördert Ihren Hund sowohl in körperlicher als auch in geistiger Hinsicht.

- Stellen Sie erst einmal ein Hindernis bereit – zum Beispiel einen Kegel.
- Werfen Sie nun den Gegenstand, den der Hund apportieren soll, hinter das Hindernis, sodass sich das Hindernis exakt zwischen Ihnen und dem Apportiergegenstand befindet.
- Geben Sie anschließend dem Hund das Kommando zum Apportieren.
- Bringt der Vierbeiner den Gegenstand und läuft dabei brav um das Hindernis herum, loben Sie ihn und geben ihm zur Belohnung ein Futterstückchen.
- Sie können hier zum Beispiel das Kommando „lauf drum herum“ verwenden und es gegebenenfalls mit dem Kommando zum Apportieren koppeln.

Seifenblasen-Jagd

Hierfür benötigen Sie ein Seifenblasen-Spiel für Kinder. Mit diesem Spiel fördern Sie vor allem die Koordination Ihres Hundes. Sie können Seifenblasen-Spiele speziell für Hunde im Tierfachhandel kaufen. Für Tiere mit Bewegungseinschränkungen und Schmerzen ist dieses Spiel jedoch ungeeignet.

- Tauchen Sie den Ring in den Seifenlösung und erzeugen Sie damit Seifenblasen.
- Zeigen Sie Ihrem Vierbeiner die Seifenblasen, die durch die Luft fliegen.
- Fordern Sie ihn nun auf, diese zu fangen.
- Erzeugen Sie immer wieder neue Blasen in unterschiedlichen Größen und animieren Sie Ihren Hund zur Jagd.
- Belohnen Sie Ihren Hund, wenn er einige Blasen fangen konnte.

Lass uns Fangen spielen!

- Laufen Sie einige Schritte rückwärts, um Ihren Vierbeiner zum Verfolgen zu animieren.

- Wechseln Sie nun mitten im Lauf die Richtung und laufen Sie wieder auf Ihren Hund zu, dann gleich wieder von ihm weg.
- Stupsen Sie ihn zwischendurch kurz an, so wie Sie es noch aus Kindertagen kennen: „Du bist dran! Jetzt musst Du mich fangen!“.
- Geben Sie aber unbedingt das Schluss-Signal, bevor Sie beide ganz außer Atem sind.

Bewegungsspiele für mehr Fitness

Gerade Bewegungsspiele sind für Hunde ein besonderer Spaß: Beim gemeinsamen Spielen mit anderen Hunden sind diese quasi automatisch involviert. Denn die Hunde rennen, toben und bringen sehr viel Bewegung in das Spiel hinein. Hunde wollen sich austoben können und legen ihren Schwerpunkt beim Spielen gern auf die Bewegung. Das funktioniert allein, mit anderen Hunden oder mit ihren geliebten Menschen.

Für Bewegungsspiele ist es bedeutsam, dass Sie nicht nur auf die reine Ausdauer achten, sondern genauso auf die Beweglichkeit Ihres Hundes. Sie fördern die Ausdauer, verbessern die Koordination und helfen dabei, dass der Hund sich noch besser am Menschen orientieren kann.

Aber Achtung: Ältere oder kranke Hunde können genau wie Welpen bei diesen Spielen Probleme bekommen. Sie sind daher ideal für gesunde und fitte Hunde, die keinerlei körperliche Einschränkungen aufweisen. Falls Sie sich bezüglich Ihres Hundes unsicher sind, sprechen Sie am besten mit Ihrem Tierarzt!

Ball am Seil

In fast jedem Zoogeschäft sollten Sie einen Hartgummiball an einem stabilen Strickseil kaufen können.

Zeit und ein geeigneter Spielplatz, wie zum Beispiel Ihr Garten oder eine kleine Wiese, sind schon alles, was Sie für dieses Spiel mit Ihrem Vierbeiner benötigen. Mit dem Ball am Seil können Sie in die Spaziergänge mit Ihrem Hund stets ein wenig Abwechslung bringen.

- Lassen Sie hierzu den Ball vor der Nase Ihres Vierbeiners baumeln und ihn für eine Weile das Spielzeug tragen.
- Dann sagen Sie „Aus!“ und loben ihn. Nach einer Weile lassen Sie Ihren Vierbeiner dann wieder nach dem Ball angeln. Ist Ihr Hund alt oder krank, ist es wichtig, den Ball beim Spielen nicht zu hoch zu halten, damit er nicht zu Sprüngen animiert wird.
- Lassen Sie Ihren Hund zwischendurch auf einer Wiese Sitz machen und platzieren Sie den Ball am Seil in einigen Zentimetern Abstand vor ihm. Halten Sie den Strick in der

Hand und ziehen Sie den Ball langsam von Ihrem Hund weg. Mit etwas Geduld können Sie ihm so das „Anschleichen an die Beute" beibringen.

- Leckerli zur Belohnung nicht vergessen!

Lass uns Ball spielen! – Spielvariationen

Für diese Spielvariationen benötigen Sie keine große Ausrüstung, sondern lediglich ein paar Bälle, zum Beispiel Tennisbälle.

- Lassen Sie Ihren Hund zunächst wie gewohnt apportieren. Dann schicken Sie den nächsten Ball sofort los, wenn Ihr Hund den gerade apportierten fallen lässt.
- Ihr Hund wird erwarten, dass Sie den Ball wieder in die gleiche Richtung werfen. Um ein wenig Bewegung ins Spiel zu bringen, werfen Sie den nächsten Ball daher immer in eine andere, für Ihren Hund unerwartete Richtung.
- Wie wäre es, wenn Sie den Ball nicht einfach nur werfen, sondern ihn durch einen Tunnel rollen? Bei kleinen Hunden eignen sich dazu fertige Rascheltunnel aus dem Zoofachhandel, bei größeren Hunden können Sie ganz einfach Kartons verwenden, in die Sie große Öffnungen schneiden.

- Zwischendurch können Sie den Ball vom Boden abfedern lassen, sodass Ihr Hund ihn im Flug fangen muss.
- Bei allen Spielvarianten sollten Sie jedoch unbedingt darauf bestehen, dass Ihr Hund den gerade apportierten Ball loslässt, bevor Sie den nächsten werfen.

Überspringen von Hindernissen

Solange es das Alter und die Gesundheit des Hundes erlauben, sind Springspiele für jeden Hund geeignet. Mögliche Hürden sind draußen überall zu finden: Schmale Wassergräben oder Bäche, umgestürzte Baumstämme, niedrige Zäune, kleine Mauern und Hecken, Felsbrocken oder Heuballen.

- Stellen Sie sich zusammen mit Ihrem Hund auf eine Seite des Hindernisses und lassen Sie ihn davor Sitz machen.
- Begeben Sie sich dann auf die andere Seite – anfangs, indem Sie das Hindernis selbst

überqueren. Rufen Sie Ihren Hund im Rückwärtsgehen, damit er das Hindernis überspringt, um zu Ihnen zu gelangen. Rufen Sie dafür zum Beispiel: „Hopp!“.

- Sie können ihn alternativ mit einem Spielzeug oder Leckerli locken. Von Mal zu Mal lässt sich die Entfernung zwischen Ihnen, dem Hund und dem dazwischenliegenden Hindernis vergrößern.
- Einigen Hunden fällt das Springen leichter, wenn sie das Hindernis – eventuell zunächst an der Leine – zusammen mit dem Herrchen oder Frauchen überqueren können. Der Hund wird dann besonders motiviert sein, es Ihnen gleichzutun.

Hinweis

Es ist von großer Bedeutung, für Ihren Hund stets passende Hindernisse zu wählen und diese seiner Größe und seinen körperlichen Fähigkeiten anzupassen.

Übertreiben Sie es zudem bitte nicht mit dem Springen!

Slalom laufen

Zunächst muss der Slalom-Parcours für Ihren Hund aufgebaut werden. Im Garten eignen sich Gartenfackeln oder Rankhilfen aus dem Blumenbeet. Bei schlechtem Wetter können Sie ebenfalls drinnen mit Ihrem Hund spielen. Bauen Sie beispielsweise größere Blumentöpfe oder Stühle zu einem Parcours um.

- Wählen Sie die Abstände zwischen den einzelnen Hindernissen zunächst relativ groß, damit sich Ihr Hund an das Durchlaufen des Parcours gewöhnen kann.

- Halten Sie am besten eine Futterbelohnung in der Hand und lassen Sie Ihren Vierbeiner langsam der Hand folgen.
- Zwei Stangen beziehungsweise Hindernisse genügen für den Anfang vollkommen! Lassen Sie es ruhig angehen und belohnen Sie Ihren Hund für jeden kleinen Schritt: Ihr Hund folgt Ihrer Hand bis zum ersten Hindernis und bekommt dort sein erstes Leckerli. Folgt er Ihnen langsam um das erste Hindernis herum, bekommt er sein zweites Leckerli – und immer so weiter.
- Wenn Ihr Hund den Bogen herausgefunden hat, können Sie den Parcours schwieriger gestalten, indem Sie entweder die Abstände zwischen den Hindernissen enger machen oder das Tempo erhöhen.

Achtung:

Bei dieser Übung sind rutschige Fliesen oder Laminat tabu! Die Gefahr, dass Ihr Hund ausrutscht, ist einfach zu groß. Besser geeignet ist ein robuster Teppichboden.

Hindernisse umlaufen

- Stellen Sie zunächst einmal ein Hindernis bereit, zum Beispiel eine gefüllte PET-Flasche, einen Kegel oder dergleichen.
- Setzen Sie nun den Hund vor das Hindernis und rufen Sie den Vierbeiner dann zu Ihnen.
- Sobald Ihr Hund das Hindernis fast erreicht hat, geben Sie ihm das Kommando „Drum herum!".
- Belohnen Sie Ihren Hund jedes Mal, wenn er um das Hindernis herumgelaufen ist.

Kriech-Spiel

Dieses Spiel fördert das Körperbewusstsein Ihres Hundes und verbessert außerdem seine Koordination.

Das Kriech-Spiel können Sie nicht mit jedem Hund spielen. So sind Doggen beispielsweise zu groß dafür und würden sich richtig schwertun, mit ihren sehr langen Beinen zu kriechen.

- Schätzen Sie zunächst die Beinhöhe im angewinkelten Zustand sowie die Höhe Ihres kriechenden Hundes gut ab.
- Knien Sie sich hin und winkeln Sie ein Bein an.
- Nehmen Sie ein Leckerchen in die Hand und locken Sie damit Ihren Vierbeinern unter Ihrem Bein hindurch.
- Wenn sich der Hund hinlegt und zu kriechen beginnt, geben Sie Ihr Kommando „Kriech her!“.
- Wiederholen Sie diesen Vorgang mehrmals, bis Ihr Hund genau begriffen hat, was zu tun

ist, und Sie gar kein Leckerli mehr benötigen, um ihn unter dem Bein hindurch zu locken.

- Zum Schluss können Sie das Bein vollständig weglassen und nur noch das Kommando zum Kriechen geben.

Über Hürden springen

Das ist ein körperlich recht forderndes und anstrengendes Spiel, das die Koordination Ihres Vierbeiners fordert.

- Fangen Sie zunächst einmal mit einem kleinen Hindernis an: Stapeln Sie hierfür zwei dicke Bücher übereinander.
- Machen Sie nun noch einen Bücherstapel aus zwei dicken Büchern, den Sie mit ein wenig Abstand zum ersten Buchstapel platzieren.
- Legen Sie nun eine Stange auf die beiden Stapel und halten Sie diese zunächst einmal fest. (Die beiden Buchstapel sind quasi die Pfosten für die Hindernisstange.)
- Locken Sie nun Ihren Vierbeiner und ermutigen Sie ihn, über die Stange zu springen. Kombinieren Sie den Sprung mit einem Kommando, zum Beispiel „Spring“ oder „Hopp drüber“.
- Legen Sie das Hindernis dann immer höher, aber überschreiten Sie nie die Leistungsgrenze Ihres Hundes.

- Sorgen Sie ebenso unbedingt dafür, dass er nicht gegen die Stange springt und sich somit in irgendeiner Form verletzen kann.

Hochsprung

Auch dieses Spiel ist körperlich anstrengend, jedoch sehr gut für das Training der Koordination geeignet.

- Suchen Sie einen Gegenstand aus, der groß genug ist, damit Ihr Hund bequem mit allen vier Pfoten darauf stehen kann, zum Beispiel einen niedrigen Tisch, einen Hocker oder Ähnliches.
- Locken Sie ihn nun mit einem Leckerli an den Gegenstand.
- Manchen Hunden hilft es, wenn sie Anlauf nehmen können.
- Wichtig: Sorgen Sie unbedingt dafür, dass die Oberfläche des Gegenstandes – zum Beispiel der Hocker - nicht zu rutschig ist.
- Kombinieren Sie dann jeden Sprung mit einem Kommando wie etwa „Hopp!“.
- Wiederholen Sie mehrmals den Vorgang.
- Steigern Sie nach und nach die Schwierigkeit, indem Sie lediglich auf den Gegenstand zeigen und aus der Entfernung das Kommando zum Sprung geben.

Um die eigene Achse drehen

Trainieren Sie mit diesem Spiel die Koordination Ihres Hundes.

- Nehmen Sie sich ein Leckerchen in die Hand und führen Sie es seitlich an Ihrem Vierbeiner vorbei, damit er dem Leckerli folgt und sich dreht.
- Sobald er sich zu drehen beginnt, geben Sie das Kommando: „Dreh dich!“.
- Üben Sie diesen Schritt mehrfach, bis sich ihr Hund sogar ohne Leckerli vor der Nase zu drehen beginnt.
- Sie können die Schwierigkeit erhöhen, indem Sie zum Beispiel Richtungsangaben ergänzen und Ihrem Hund beibringen, sich in beide Richtungen zu drehen.
- Achtung: Denken Sie bitte daran, dass auch Hunde einen Drehwurm bekommen können.

Rückwärtslaufen

Dieses Spiel trainiert die Koordination sowie die Körperwahrnehmung Ihrer Fellnase.

- Nehmen Sie ein Leckerli in die Hand und führen Sie es ein Stück über sowie hinter den Kopf Ihres Hundes.
- Geben Sie nun das Kommando „Zurück!“ und versuchen Sie auf diese Weise, den Hund zum Rückwärtslaufen zu animieren.
- Sollte sich der Vierbeiner stattdessen hinsetzen, können Sie versuchen, das Leckerchen unter seinem Kopf, auf Brusthöhe, ein wenig rückwärts zu führen. Machen Sie das allerdings bitte nicht bei ängstlichen Hunden!
- Sobald der Hund beginnt rückwärtszulaufen, belohnen Sie ihn.
- Wiederholen Sie diesen Vorgang mehrfach, bis er ganz ohne Leckerli rückwärtsläuft.

Zirkuskunststücke

Für dieses Spiel brauchen Sie einen Hula-Hoop-Reifen, den Sie für wenige Euro im Spielwarenhandel kaufen können. Für Ihren Vierbeiner ist das ein prima Sportgerät.

- Machen Sie Ihren Hund zunächst einmal mit dem Reifen vertraut. Lassen Sie ihn zuerst einige Male hindurchlaufen.
- Als Nächstes halten Sie nun den Reifen ungefähr zehn Zentimeter über dem Boden. Ermuntern Sie Ihren Schatz zum Sprung!
- Achtung: Hunde, die älter sind oder Probleme mit ihren Gelenken haben, sollten nicht springen!

Schieb den Ball rüber

- Legen Sie einen Ball oder etwas Rollbares auf den Boden.
- Loben Sie Ihren Hund, wenn er den Gegenstand mit der Nase bewegt und ermuntern Sie ihn mit den Worten „Schieb ihn rüber!“.
- Setzen Sie sich dem Hund gegenüber auf den Boden und geben Sie ihm unterstützende Handzeichen.
- Loben Sie Ihren Vierbeiner für jede richtige Bewegung.
- Zum Schluss bekommt er ein Leckerli oder eine extralange Kuschel- und Streicheleinheit.

Ball-Jagd

Je weiter ein Ball oder ein Stöckchen fliegt, desto mehr Freude macht einem apportierfreudigen Hund das Hinterherjagen!

- Werfen Sie die „Beute“ immer von Ihrem Hund weg und niemals auf ihn zu.

- Selbst, wenn Ihr Hund einen Ball fangen soll, sollten Sie niemals auf seine Schnauze zielen!
- Die Verletzungsgefahr wäre in einem solchen Fall viel zu hoch.
- Ermuntern Sie Ihren Hund, dem Ball hinterherzujagen und ihn zu Ihnen zurückzubringen.

Hunde-Gymnastik

Wie wäre es, wenn Sie mit Ihrem Hund gemeinsam Gymnastik machen? Das geht so:

- im Sitzen: Setzen Sie sich auf den Boden und lassen Sie den Hund über Ihre ausgestreckten Beine klettern oder springen. Wenn Sie die Beine anwinkeln, kann Ihr Hund darunter hindurchkriechen.
- flach auf dem Bauch oder auf dem Rücken: Schaffen Sie es aus der Bauchlage heraus, Ihren Hund dazu zu bewegen, um Sie herumzulaufen oder über Sie hinweg zu klettern? Alternativ legen Sie sich auf den Rücken,

strecken Ihre Beine hoch und lehnen sie gegen eine Wand oder auf einen Stuhl.

- auf allen vieren: Begeben Sie sich auf alle viere und lassen Sie Ihren Hund unter Ihnen hindurchlaufen. Wenn Sie einen kleinen Hund haben, schaffen Sie es vielleicht sogar, ihn dazu zu bringen, um einen Ihrer Arme herum zu laufen.
- im Stehen: Stellen Sie sich mit leicht gegrätschten Beinen hin. Schaffen Sie es, dass Ihr Hund unter Ihren Beinen hindurch marschiert, ein einzelnes Bein umkreist oder eine Acht um beide Beine läuft?
- auf einem Stuhl: Setzen Sie sich auf einen Stuhl und lassen Sie Ihren Hund unter sich hindurchlaufen, ein Stuhlbein umkreisen, den ganzen Stuhl umrunden, rechtsherum und linksherum.
- mit Armeinsatz: Gehen Sie eine Armlänge entfernt von einer Wand in die Hocke und strecken einen Arm gegen die Wand aus. Lassen Sie Ihren Hund entweder unter dem Arm hindurchgehen oder darübersteigen oder -springen. Den anderen Arm nutzen Sie

dazu, Ihren Hund zu den gewünschten Bewegungen zu bringen. Wenn das gut klappt, können Sie ebenfalls ausprobieren, Ihre Arme zu einem Reifen zu formen, durch den Ihr Hund steigt oder springt.

Leckerli-Wurfspiel

Sie werfen Ihrem Hund ein Leckerli zu und er fängt es auf. So wäre die Traumvorstellung vieler Hundebesitzer, doch dahinter steckt oft ein bisschen Übung. Außerdem sind bei jedem Hund die Talente unterschiedlich stark ausgeprägt. Gehen Sie auf Ihren Vierbeiner ein und üben Sie dies spielerisch mit ihm. Für Ihren Hund ist das wahrhaftiges Gehirnjogging. Es schult sein räumliches Vorstellungsvermögen und seine Körperkoordination und macht Hund und Mensch jede Menge Spaß.

- Legen Sie eine Handvoll Futterbröckchen bereit. Rufen Sie Ihren Hund herbei. Zeigen Sie ihm das Futter, sodass er Sie erwartungsvoll anschaut.

- Nehmen Sie ein Futterbröckchen in die Hand. Halten Sie die Hand ganz ruhig. Sagen Sie jetzt ein Wort, das Ihrem Hund künftig ankündigt „jetzt kommt Futter angeflogen“, zum Beispiel „Fang!“. Dann erst setzt sich die Hand in Bewegung und lässt dem Hund ein Stück Futter von oben in die Schnauze gleiten. Sie überreichen das Futter dabei mehr, als dass Sie es wirklich werfen. Diesen Ablauf wiederholen Sie mindestens zehn Mal.
- Beginnen Sie allmählich, den Abstand zwischen Ihrer das Futter loslassenden Hand und der Hundeschnauze zu erhöhen. Der Ablauf bleibt immer der gleiche: Sie sagen deutlich „Fang!“ – und erst dann setzt sich Ihre Hand in Bewegung und befördert den Keks in Richtung Hundeschnauze. Ihr Hund, der schnell an das Futter gelangen will, wird sich von selbst bemühen, das Futter zu schnappen.
- Aus welchem Winkel und welcher Höhe Ihre Futterbröckchen am besten angeflogen kommen, probieren Sie mit Ihrem Hund individuell aus.

- Jetzt heißt es üben – üben – üben, immer mal wieder zwischendurch, wenn Sie mögen.

Hunde-Lauf durch das Bein

Koordination und Aufmerksamkeit sind gefragt, wenn der Hund im richtigen Timing durch das Beindreieck von Herrchen oder Frauchen läuft.

- Beginnen Sie damit, dem Hund mögliche Berührungsängste zu nehmen. Dafür stellen Sie sich zunächst breitbeinig auf, der Hund sitzt oder steht hinter Ihnen. Locken Sie ihn nun mit einem Leckerli (oder einem Spielzeug) unter Ihren Beinen hindurch und loben Sie ihn kräftig, wenn der Hund Ihrer Hand mit Leckerli oder Spielzeug folgt.
- Der Hund steht hinter Ihnen. Für jede Berührung des Sticks mit der Schnauze gibt es einen Click und Leckerli. Je nachdem, wie vorsichtig Ihr Hund unter Ihnen hindurchläuft, schließen Sie die Beine allmählich, sodass der Durchgang jeweils ein klein wenig enger wird. Ziel ist, dass der Hund ohne Anzeichen von Berührungsangst mitmacht.

Outdoor-Spiele – Spielspaß in der freien Natur

Tunnelspiel für Vierbeiner

- Machen Sie es Ihrem Hund zunächst ganz einfach: Schneiden Sie einen großen Karton so zurecht, dass nur ein kurzer Tunnel übrig bleibt.
- Dort hindurch rollen Sie ein Leckerli und ermutigen Ihren Hund damit, durch den Tunnel zu gehen.
- Selbstverständlich belohnen Sie ihn anschließend sofort für seinen Mut. Günstig ist, wenn Ihr Vierbeiner zu Beginn so vor dem Tunnel sitzt, dass er sowieso schon hindurchschaut.
- Wenn sich Ihr Hund nicht gleich durch den Tunnel traut, ermutigen Sie ihn noch stärker.
- Belohnen Sie ihn für jeden Schritt in die richtige Richtung. Ein zweiter menschlicher

Spielpartner, der mit Ihrem Vierbeiner vertraut ist, kann dabei sehr hilfreich sein. Er platziert sich am anderen Ende des Tunnels, wo er ruft und winkt – eine weitere Ermutigung für Ihren Hund.

- Wenn Sie anfangs nicht ganz sicher sind, ob Ihr Hund Spaß am Tunnelspiel findet, nehmen Sie einfach die Kartonvariante oder funktionieren eine Isomatte mit etwas Klebeband in einen Tunnel um, bevor Sie einen Spieltunnel kaufen.

Hinweis

Zwingen Sie Ihren Hund auf keinen Fall durch den Tunnel – schubsen Sie ihn nicht hindurch und ziehen Sie ihn ebenso wenig mithilfe der Leine ans Ziel.

Hunderennen

Dieses Spiel trainiert zum einen die Disziplin und zum anderen die Konzentration Ihres Vierbeiners, denn er muss auf Ihre Signale hören, bevor er losrennt, und darf nicht hinter den anderen Hunden her toben.

Für dieses Spiel brauchen Sie mindestens einen weiteren Mitspieler, der ebenfalls einen Hund hat. Die Vierbeiner sollten sich gut miteinander verstehen. Leckerlis zur Belohnung sollten Sie natürlich in der Tasche haben.

- Bei diesem Rennen kommt es zunächst nicht auf das Lauftempo an, sondern auf die Fähigkeit Ihres Hundes, geduldig abzuwarten, bis er dran ist.
- Voraussetzung für dieses Spiel ist das Signal „Bleib“: Dieses sollte Ihr Vierbeiner unbedingt schon beherrschen! Bei diesem Rennen wird nämlich zunächst nur einer der beiden (oder mehreren) Läufer aufgefordert loszurennen.
- Die andere Fellnase muss brav an der Startposition sitzenbleiben, bis schließlich auch für sie das Startsignal kommt.
- Üben Sie am besten erst einmal einzeln. Für das Abwarten macht Ihr Hund Sitz. Entfernen Sie sich nun ein wenig, kehren Sie dann zurück und belohnen Sie ihn für das geduldige Warten.

- Trainieren Sie nun den Abruf: Beginnen Sie dafür mit einer kurzen Entfernung und geben ihm das Signal „Bleib!“.
- Entfernen Sie sich nun einige Schritte, stellen Sie sich dann frontal zum Hund auf und rufen Sie ihn mit motivierender Stimme zu sich. Loben Sie ihn freudig, wenn er bei Ihnen ankommt, und belohnen Sie ihn!
- Sobald dies gut klappt, geht's an das Doppel: Führen Sie dafür beide Hunde zum Startpunkt und geben Sie ihnen das Signal zum Bleiben.
- Entfernen Sie sich am Anfang nur einige Schritte und drehen Sie sich zu den Hunden um. Vereinbaren Sie mit Ihren Spielpartnern, wer als Erstes seinen Hund zu sich ruft.
- Im Idealfall stürmt nun ein Hund auf seinen Besitzer zu, während die anderen brav sitzen bleiben. Jetzt ist ein dickes Lob für die Hunde fällig!
- Hat es mit dem Warten an der Startlinie nicht geklappt, dann sollten Sie den „Früh-

Sprinter“ wortlos, aber freundlich zum Startpunkt zurückführen und das Spiel nochmal von vorn beginnen.

- Sobald der Spielablauf gut klappt, können Sie die Entfernungen allmählich immer weiter ausbauen.
- Als Abschlussrunde dürfen alle Hunde gleichzeitig starten! Hier geht es nun um das Tempo: Wer kommt als Erster an? Belohnen Sie in jedem Fall alle Hunde!

Vierbeiner-Fußball

Für Hundefußball benötigen Sie einen großen, leichten Ball, zum Beispiel einen Gymnastikball. Wenn Ihr Hund diesen noch nicht kennt, sollten Sie ihm zu Beginn erst einmal Zeit geben, das runde „Ungetüm“ ausgiebig zu beschnuppern und die Angst davor zu verlieren. Ihr Vierbeiner sollte für dieses Spiel über einen guten Grundgehorsam verfügen.

- Rollen Sie anfangs den Ball zusammen mit Ihrem Hund in Richtung Tor.

- Nach kurzer Zeit wird Ihr Hund begreifen, dass der Ball sich bewegt, wenn er ihn mit der Nase anschubst.
- Loben Sie ihn bei jeder Berührung des Balls mit einem Leckerli, so verknüpft er das Schubsen mit der Nase bald mit etwas Positivem.
- Erweitern Sie die Strecke, die der Ball geschubst werden soll, von Mal zu Mal und bauen Sie schließlich Kurven ein. Wechseln Sie irgendwann ins Tor und ermutigen Sie Ihren Hund dazu, den Ball von einer bestimmten Stelle aus zu Ihnen zu schubsen.
- Sobald Ihr Hund das Spiel gut beherrscht, können Sie natürlich mehrere fußballbegeisterte Vierbeiner zusammen spielen lassen.

Frisbee spielen

Voraussetzung für das Dog Frisbee ist die Beherrschung der Kommandos „Bring!“ und „Aus!“.

- Es gibt verschiedene Möglichkeiten, Frisbee mit dem Vierbeiner zu spielen: Beim Freestyle geht es darum, eine eigene, individuell zusammengestellte Choreografie zu zeigen. Eine weitere Variante sind der Wurf und das Fangen der Wurfscheibe in verschiedenen vorgegebenen Weitwurfzonen.

- Sie sollten zunächst einige leichte Übungen mit Ihrem Hund trainieren – zum einen das Fangen, zum anderen natürlich das möglichst rasche Apportieren der Wurfscheibe zu Ihnen.
- In der Freestyle-Variante ähnelt das Frisbeespielen ein wenig dem Dog Dancing. Aus verschiedenen Kunststücken, in die Sie die Wurfscheibe einbeziehen, erstellen Sie eine Choreografie – mit oder ohne Musik. So können Sie Ihren Hund zum Beispiel beim Jagen nach der Wurfscheibe durch Ihre Arme oder Beine springen lassen, aber auch für den Menschen gibt es verschiedene Wurftechniken, die er für die Choreografie kombinieren kann.

Variante:

Eine weitere Möglichkeit ist das Einrichten eines Spielfeldes: Je weiter von Ihnen entfernt Ihr Hund die Wurfscheibe fängt, desto mehr Punkte sammelt er.

Detektivspiel

Bevor Sie sich für dieses Spiel verstecken, sollten Sie sich mit einer Belohnung für Ihren Hund ausrüsten – Liebe geht bei Hunden nun einmal sprichwörtlich durch den Magen. Natürlich freut sich Ihr Hund ebenfalls über Streicheleinheiten als Belohnung.

- Lassen Sie Ihren Hund entweder vor der angelehnten Tür oder etwas entfernt im Gras warten. Sie können aber genauso gut einen unaufmerksamen Moment Ihres Vierbeiners abpassen und diesen dann nutzen, um sich zu verstecken.
- Die Versteckmöglichkeiten sind vielseitig: Beim Spaziergang mit Ihrem Hund ohne Leine verstecken Sie sich einfach hinter dem nächsten Busch oder Baum:

  Falls Sie das Spiel in Ihrem Wohnzimmer spielen möchten, können Sie sich hinter dem Vorhang, der Couch oder in einer Nische verstecken.

- Sind Sie mit einem Quietschtier oder -knochen ausgestattet, können Sie ein paar „Signaltöne“ abgeben und den Hund so zum Suchen animieren.
- Um den Vorgang des Suchens mit einem nützlichen Befehl zu verknüpfen, können Sie „Such!“ rufen. Ganz wichtig: Loben Sie Ihren Hund überschwänglich, sobald er Sie gefunden hat.

Tipp:

Manche Hunde benötigen etwas Zeit, um zu verstehen, dass Herrchen beziehungsweise Frauchen gesucht werden will. Sie können ihm das Erlernen leichter machen, wenn Sie sich in Ihr Versteck begeben, während der Hund zuschaut.

Leckerli-Parcours

Zunächst benötigen Sie eine Art Parcours. Zu Beginn genügt es, wenn Sie ohne Hindernisse arbeiten und auf der Strecke, die Sie mit Ihrem Hund ablaufen möchten, einige größere Leckerbissen platzieren. Bei schlechtem Wetter können Sie also ohne Probleme im eigenen Wohnzimmer trainieren.

- Nun lassen Sie Ihren Hund neben Ihnen die Strecke entlang bei Fuß gehen.
- Kommt er einem Leckerli gefährlich nahe, rufen Sie ihn mit „Nein!“ zur Ordnung.
- Dieses Spiel soll Ihren Vierbeiner schützen: Es ist von größter Bedeutung, dass Ihr Hund sich nicht alles Essbare schnappt, das vor seiner Nase liegt. Das kann ihn bei einem Spaziergang vor Rattengift oder anderen Gefahrenquellen retten.

Tipp

Am besten üben Sie mit Ihrem Hund, wenn er nicht gerade sehr großen Hunger hat. Denn das könnte das Spiel unnötig erschweren.

Hill Climber

Bei diesem Spiel lernt Ihr Hund, sich zu konzentrieren und selbstständig Ihrer Richtungsanweisung zu folgen. Zunächst lernt der Hund dabei, sich von Ihnen in eine bestimmte Richtung schicken zu lassen.

- Suchen Sie sich zunächst ein Hügelchen aus und stellen sich mit Ihrem Hund davor auf.
- Schicken Sie den Hund nun mit einer Armbewegung und einem Wortsignal, zum Beispiel „Hinauf!“, auf die Böschung.
- Geht der Hund nur einen oder zwei Schritte und bricht die Laufbewegung dann ab, ist die Böschung noch zu hoch. Wählen Sie in einem solchen Fall eine niedrigere.
- Klappt alles wunschgemäß, wird der Hund gelobt, und noch an Ort und Stelle verstärkt ein Leckerli die Freude.
- Rufen Sie anschließend den Hund wieder zu sich zurück mit Ihrem dafür üblichen Signal – auch dieses Verhalten wird belohnt.

- Schicken Sie ihn noch ein bis zwei Mal die kleine Böschung hinauf. Das genügt fürs Erste.
- In einem nächsten Schritt können Sie trainieren, dass Ihr Vierbeiner oben auf der Böschung kleine Übungen ausführt, zum Beispiel Sitz oder Platz macht. Dafür wird er natürlich jedes Mal kräftig gelobt. Dann rufen Sie ihn wieder zurück.

Ast-Touch

Für dieses Spiel brauchen Sie einen Clicker: Dieser klingt auf Fingerdruck ähnlich wie ein Knackfrosch. Er ist ein ideales Trainingshilfsmittel, um dem Vierbeiner etwas beizubringen. Einen „Click“ gibt es zum Beispiel, sobald der Vierbeiner eine bestimmte gewünschte Aktion zeigt.

Mit diesem Spiel bringen Sie Ihrem Hund bei, selbstständig einer Richtungsanweisung Folge zu leisten und an der gewünschten Stelle eine bestimmte Handlung auszuführen.

- Mithilfe des Clickers bringen Sie Ihrem Hund zunächst bei, einen Stab mit der Nase zu berühren.
- Dafür stellen Sie sich zu Ihrem Hund, halten zum Beispiel einen Ast locker in der Hand und warten darauf, dass der Hund neugierig daran schnuppert.
- Für jedes Schnuppern am Ast gibt es ein „Click!“ und ein Leckerli.
- Hat der Hund verstanden, worum es geht, nämlich den Ast zu berühren, formen Sie sein Verhalten mithilfe des Clickers weiter: Nun soll der Hund lernen, den Ast nur noch an dessen Ende zu berühren. Clicken Sie jedes Mal, wenn der Hund den Ast ein Stückchen weiter unten berührt (Leckerli nicht vergessen).
- Geht er mit der Nase zuverlässig nur noch ans Astende, können Sie ihn nun mühelos überallhin dirigieren, und zwar punktgenau.

Tauziehen mit dem Vierbeiner

Sie brauchen für dieses Spiel ein Hundeseil. Mit diesem Spiel stärken Sie die Bindung zwischen Ihnen und Ihrem Hund.

- Bieten Sie Ihrem Vierbeiner ein Seil an.
- Sobald Ihr Hund das Seil zwischen seinen Zähnen festhält, ziehen Sie vorsichtig am anderen Ende.
- Lassen Sie Ihren Hund ungefähr 30 Sekunden lang seine Kräfte messen.
- Beenden Sie das Spiel dann mit dem Kommando „Aus!“.
- Ziehen Sie bitte nicht zu stark an dem Seil, damit die Zähne des Hundes nicht beschädigt werden. Das gilt vor allem für Welpen!
- Lassen Sie Ihren Hund gewinnen und das Seil für sich erobern.

Outdoor-Schnüffelspaß

Das ist ein besonderer Spielspaß für draußen und vor allem für Frühaufsteher. Es ist hierfür notwendig, dass Ihr Hund bereits brav Sitz und Platz macht.

- Bitten Sie am besten einen Helfer, Ihren Hund an der Leine zu halten.
- Gehen Sie nun 10 bis 15 Schritte geradeaus vor über einen Rasen, am besten dann, wenn das Gras noch taufrisch ist.
- Am Ende der Strecke legen Sie das Lieblingsspielzeug Ihres Hundes oder ein größeres Futterstück – zum Beispiel einen Futterball – auf den Boden.
- Gehen Sie nun in Ihren eigenen Fußspuren zurück.
- Nehmen Sie Ihren Hund locker an die Leine und führen ihn durch die Spur. Ihr Hund wird zuerst mit den Augen suchen.
- Geben Sie ihm nun freundlich das Kommando „Such!“ und zeigen Sie dabei auf den Boden.
- Loben Sie Ihren Hund, sobald er seine Nase auf die Bodenspur senkt.

- Loben Sie ihn nochmals, wenn er schnüffelnd der Fährte folgt.
- Loben Sie ihn schließlich überschwänglich, wenn Ihr Hund zum Schluss die „Beute“ findet.
- Machen Sie diese Fährte mit der Zeit immer länger, bis schließlich der Gegenstand für Ihren Vierbeiner tatsächlich komplett aus dem Sichtfeld verschwunden ist.

Maulwurf-Spiel

Ihr Hund wird mit diesem Spiel gar nicht mehr im Blumenbeet buddeln wollen. Denn hiermit schaffen Sie Abhilfe!

- „Opfern“ Sie eine kleine Ecke in Ihrem Garten und bauen Sie Ihrem Hund dort eine kleine Sandkiste auf.
- Lassen Sie ihn immer mal wieder Schätze aus dem Sand ausbuddeln, wie etwa Spielsachen oder Kauknochen.
- Im Winter kann Ihr Hund dort Sachen aus dem Schnee ausbuddeln. Die weiße Variante

ist ebenso ansprechend für ihn wie die sandige.

Hundepodest im Freien

Bringen Sie Ihren Hund dazu, auf einen Baumstumpf, Betonklotz oder Felsbrocken zu steigen, und belohnen Sie ihn dafür. Wenn Sie Lust haben, können Sie zudem üben, dass Ihr Vierbeiner auf Ihr Signal hin zum nächsten Baumstumpf oder Betonklotz läuft und ihn erklimmt:

- Es ist für Ihren Hund am einfachsten, wenn Sie hierfür zunächst immer am selben Podest üben.
- Locken Sie Ihren Hund einige Male hintereinander auf das Podest und belohnen Sie ihn dort.
- Überlegen Sie, welches Hörzeichen Sie künftig für diese Übung verwenden wollen, zum Beispiel „Rauf!“. Ihr Hörzeichen sagen Sie künftig unmittelbar, bevor Sie Ihren Hund auf sein Podest locken.
- Während Sie sich zunächst noch dicht neben Ihrem Vierbeiner befinden, bleiben Sie –

ganz wörtlich – Schritt für Schritt immer ein Stück weiter zurück und lassen Ihren Hund sein Ziel allein erreichen. Wenn alles gut läuft, können Sie ihn mit ein wenig Training irgendwann aus ein paar Metern Entfernung zum Podest schicken.

Wald-Action

Unterwegs gibt's jede Menge Möglichkeiten, mit Ihrem Hund zu trainieren, alle viere koordiniert einzusetzen – auch die Hinterbeine!

- Führen Sie Ihren Hund langsam über liegende Äste und dünne Baumstämme.
- Führen Sie ihn im Zickzack immer wieder über einen sehr niedrigen Zaun.
- Lassen Sie ihn durch tiefes Laub stapfen.
- Wenn Sie oft auf demselben Waldweg laufen, merken Sie sich eine Stelle jenseits des Weges, an der Sie ein paar Äste leiter- oder fächerförmig auslegen.
- Führen Sie Ihren Hund mit tief gehaltener Hand oder streuen Sie eine Handvoll Futter inmitten Ihrer Bodenarbeitselemente aus,

sodass Ihr Hund beim Aufsammeln automatisch mit allen vieren in Aktion ist.

Waldspaziergang

Nicht drüber, sondern drunter, lautet zur Abwechslung die Devise.

- Lassen Sie Ihren Hund im Wald unter Ästen und knorrigen Wurzelstücken durchrobben.
- Bringen Sie ihn dazu, Sitzbänke, Schranken, Fahrradständer oder Absperrketten zu unterqueren.

Outdoor-Kletterspaß

Gerade dann, wenn Sie mit Ihrem Vierbeiner im Wald unterwegs sind, können Sie dieses Spiel durchführen.

- Lassen Sie Ihren Hund an Böschungen und Rampen hoch- und herunterklettern.
- Besonders intensiv wird er sich dort bewegen, wenn Sie eine Handvoll Futter darauf

ausstreuen und er es auf dem Hindernis einsammeln darf.

- Das geht ebenfalls prima an Treppen am Wegesrand.

Futterbahn beim Spaziergang

Es gibt viele weitere Möglichkeiten, mit den Dingen am Wegesrand zu spielen. Wie wäre es zum Beispiel, Ihren Hund mit einer Naturkugelbahn zu überraschen:

- Lassen Sie Ihren Hund am Fuß einer Rampe warten. Rollen Sie Futter herunter. Seine Aufgabe: Das ankommende Futter zu beobachten und abzufangen.
- Suchen Sie einen flachen Bach oder ein Rinnsal mit wenig Strömung auf. Lassen Sie vor den Augen Ihres Hundes ein paar unsinkbare Futterbröckchen (oftmals Trockenfutter oder dünne Hundekekse) zu Wasser, die von der schwachen Strömung langsam davongetragen werden. Aufgabe für Ihren Hund: Die Bröckchen abfangen, entweder vom Rand aus oder mit allen vieren im Bach.

Such den Futterbeutel

Der Hund lernt, konzentriert seine Nase einzusetzen und etwas für ihn sehr Wichtiges, nämlich sein Futter, abzugeben.

- Nehmen Sie den Hund anfangs an Brustgeschirr und Leine. Dann machen Sie einen mit Leckerlis gefüllten Beutel attraktiv: Werfen Sie ihn hoch und ziehen Sie ihn auf dem Boden hin und her. Animieren Sie Ihren Hund ruhig zu einem kleinen Zerrspielchen. Belohnen Sie Ihren Vierbeiner aus dem Futterbeutel.
- Jeden kleinen Erfolg belohnen!
- Wenn das Interesse am Beutel geweckt ist, werfen Sie ihn ein Stück weit weg. Der Hund darf gleich hinterher. Im optimalen Fall nimmt er ihn auf. Das loben Sie kräftig und gehen rückwärts. Dabei muss der Hund Ihnen an der Leine automatisch folgen.
- Kommt er bei Ihnen an, loben Sie ihn, nehmen ihm den Beutel ab und belohnen ihn daraus. Notfalls ziehen Sie den Hund sanft zu sich heran.

- Wenn das Aufnehmen und Zurückbringen sicher klappt, können Sie eine erste kleine Suche ohne Leine starten und dabei das Hör- und Sichtsignal einführen (zum Beispiel „Bring!“ und eine entsprechende Armbewegung dazu). Zunächst machen Sie den Futterbeutel für den Hund wieder attraktiv.
- Dann lassen Sie ihn Sitz machen. Legen Sie den Beutel nun etwa fünf Meter entfernt leicht versteckt ab. Nach dem Signal darf der Hund mit der Suche beginnen. Wenn er den Beutel entdeckt hat, freuen Sie sich riesig und belohnen ihn daraus, sobald er ihn gebracht hat. Falls das Zurückbringen noch nicht klappt, wiederholen Sie die Übung mit der Schleppleine.

Folge der Leckerli-Spur

Ein wahres Lieblingsspiel von Hunden, die gern schnüffeln. Hierbei wird ihr Geruchssinn trainiert.

- Legen Sie Ihrem Hund doch einfach mal eine Spur aus kleinen Futterbröseln.

- Folgt er ihr, findet er am Ende eine tolle Belohnung.
- Wenn Sie draußen spielen, können Sie eine Scheibe Fleischwurst über den Rasen ziehen.
- Bringen Sie dann Ihren Hund zum Anfang Ihrer Schleppfährte und beobachten Sie, ob er der duftenden Spur folgt – und am Ende die Fleischwurst findet. Auch mit einer Tube Hundeleberwurst können Sie draußen eine Spur über Stock und Stein tupfen.

Indoor-Spiele – Spielspaß in Haus & Wohnung

Angelspiel

Zunächst benötigen Sie einen Strick oder ein Seil, das nicht zu dünn sein sollte, damit Ihr Hund es mit den Zähnen gut greifen kann. Am besten machen Sie einen dickeren Knoten als eine Art Griff an das eine Ende.

- Der Leckerbissen, der nach getaner „Arbeit" als Belohnung wartet, sollte ein wenig größer sein, damit Sie ihn ohne Probleme am anderen Ende des Stricks befestigen können. Besonders gut eignen sich Kauknochen.
- Machen Sie den Knoten allerdings nicht zu fest, damit Sie ihn schnell und einfach lösen können.
- Nun benötigen Sie nur noch etwas, worin Sie den Leckerbissen verstecken und woraus Sie den Strick als Angel hervorschauen lassen können – beispielsweise einen Schrank oder ein Bett.

- Zeigen Sie Ihrem Hund den Leckerbissen und platzieren Sie ihn dann in seinem Versteck, sodass nur noch der Strick zu sehen ist.
- Für den Anfang sollte der Strick nicht allzu lang sein. Hat Ihr Hund den Kauknochen geangelt, sollte er ihn erst dann bekommen, wenn Sie ihn vom Seil gelöst haben. Daher sollten Sie sich nicht allzu weit entfernen, um schnell reagieren zu können.

Variante

Wenn Ihr Hund den Dreh heraushat, können Sie mit der Zeit den Schwierigkeitsgrad steigern und den Leckerbissen an einem längeren Seil weiter hinten unter dem Möbelstück platzieren.

Spielzeug-Unterscheidung für clevere Vierbeiner

Wichtig: Führen Sie jedes Spielzeug, das Sie später für das Unterscheidungsspiel nutzen wollen, konsequent mit einem einzigen Begriff ein. Ein Ball muss

– wurde er einmal „Ball“ getauft – immer „Ball“ bleiben, da Ihr Hund Sie sonst nicht versteht.

- Voraussetzung ist neben einer genauen Kommunikation ebenfalls das Beherrschen der Kommandos „Such!“ oder „Bring!“.
- Beginnen Sie zunächst mit einer einfachen Apportierübung und bringen Sie dafür lediglich ein Spielzeug ins Spiel.
- Hat Ihr Hund dieses erfolgreich ein paar Mal gefunden, können Sie die Anzahl der Spielzeuge langsam steigern.
- Legen Sie im nächsten Schritt verschiedene Spielzeuge aus, die sich gut voneinander unterscheiden lassen.
- Lassen Sie Ihren Hund nun ein bestimmtes Spielzeug suchen und zu Ihnen bringen. Nun müssen Sie geduldig sein: Bringt er das falsche, wiederholen Sie den Befehl. Wenn er das richtige Spielzeug apportiert, belohnen Sie ihn sofort mit einem Leckerli.

Blicken folgen

Auch bei diesem Spiel geht es in erster Linie um die Konzentrations- und die Kombinationsfähigkeit Ihres Hundes. Am Anfang sollten Sie das Spiel dort ausprobieren, wo sich Ihr Hund gut auskennt und sicher fühlt, damit er nicht abgelenkt ist. Später können Sie das Training dann bei mehr Ablenkung versuchen, zum Beispiel draußen.

- Ihr Hund sollte ruhig vor Ihnen sitzen.
- Sie platzieren sich in der Hocke vor ihm, und zwar so, dass Sie beide Arme gut ausbreiten können. In einer Hand halten Sie ein Leckerli versteckt. Breiten Sie jetzt beide Arme aus und wenden Sie Blick und Kopf sehr deutlich in Richtung der Hand mit dem Leckerli.
- Fordern Sie Ihren Hund nun auf, sich das Leckerli zu holen, zum Beispiel mit dem Signal „Hol Leckerli!“.
- Dabei beobachten Sie Ihren Hund aus den Augenwinkeln.
- Steuert er zunächst die falsche Hand an, ignorieren Sie das und warten ab. Tut er sich

schwer mit der Aufgabe, Ihrem Blick zu folgen, kann es eine große Hilfe für ihn sein, wenn mehrere Personen im Raum auf die „richtige“ Hand blicken.

- Wichtig ist bei diesem Spiel die Geduld: Lassen Sie Ihrem Hund genügend Zeit zu begreifen, was Sie von ihm erwarten. Üben Sie lediglich zwei bis drei Mal mit der Minimalanforderung, dass der Hund nur leicht in die gegebene Richtung schaut. Später können Sie dann eine deutlichere Reaktion abwarten: Schließlich soll der Hund zur richtigen Hand laufen und sich dort das Leckerli abholen.

Pfötchen hoch! Der etwas andere Hürdenlauf

Wenn Sie in Ihrem Wohnzimmer Hürden aufbauen, dann nicht, damit sie übersprungen werden. Dafür ist der Platz meist zu begrenzt und der Boden eventuell zu rutschig. Stattdessen werden Ihre Hürden im Schritttempo überwunden, Pfote für Pfote. Für die Vorderpfoten meist kein Problem, aber dann wird's schwierig, denn viele Hunde haben Schwierigkeiten, ihre Hinterbeine bewusst einzusetzen. Eine schöne Herausforderung für den Beschäftigungsspaß und so funktioniert´s:

- Als Materialien eignen sich zum Beispiel: Besen und Schrubber mit langem Stiel, Schwimmnudeln, zusammengerollte Wolldecken, leere Plastikblumenkästen, dünne PVC-Rohre oder Pflanzstäbe aus Kunststoff. Die Elemente müssen so niedrig sein, dass Ihr Hund bequem darübersteigen kann.
- Probieren Sie zunächst einmal an einem einzigen Objekt aus, ob Sie Ihren Hund dazu bringen können, langsam darüberzusteigen.
- Legen Sie im Zweifelsfall eine Spur aus Futterbröckchen über das Hindernis. Wenn Sie Ihrem Hund mit der Hand den Weg weisen, halten Sie diese ganz niedrig.

Wellenreiter-Abenteuer

Was würde Ihr Vierbeiner eigentlich dazu sagen, wenn Sie eine große Plastikplane mit vielen Falten auf dem Boden ausbreiten und Ihren Vierbeiner darüber lotsen oder ihn zu einem Futtersuchspiel darauf einladen?

- Traut er sich das, wenn es plötzlich glatt unter den Füßen wird und zu rascheln beginnt?
- Je mutiger Ihr Hund ist, desto mehr können sich in Ihrem Plastikmeer die Wellen türmen, durch die er sich kämpfen muss.
- Natürlich müssen Sie immer ein Auge darauf haben, dass sich Ihr Hund nicht in der aufgetürmten Plane verfängt.

Tast-Laufsteg

Unerschrocken und sicher über verschiedenste Untergründe zu marschieren, das ist praktisch für den Alltag und ein schönes Abenteuer für Ihrem Wohnzimmer-Parcours. Aus verschiedenen Materialien können Sie einen Tast-Laufsteg bauen:

- Geeignet sind zum Beispiel: Fußmatten mit unterschiedlicher Struktur, Plastiktüten und -säcke, Teppichstücke, Zeitungspapier, Alufolie, Antirutscheinlagen für die Dusche, große Pappstücke und zusammengelegte

Kartons, ein Stück Styropor, eine zusammengelegte Wolldecke, ein Regalbrett, Gartenstuhlauflagen oder Ähnliches.
- Je nach Mut Ihres Hundes nehmen Sie sich die Elemente zunächst einzeln vor, bevor Sie sie aneinanderreihen.
- Versuchen Sie, Ihren Hund dazu zu bringen, tatsächlich alle vier Pfoten (gleichzeitig oder nacheinander) auf das ungewohnte Material zu setzen. Besonders wenn er unsicher ist, feiern und belohnen Sie jeden noch so kleinen Schritt.
- Bevor der Tast-Laufsteg komplett überquert wird, lassen Sie Ihren Hund jeden Untergrund einzeln erobern. Alle vier Pfoten sollten dabei einmal in Kontakt mit dem Material gekommen sein.

Wackel-Luftmatratze

Nehmen Sie sich eine Luftmatratze und blasen Sie diese halb auf. Wenn die Luftmatratze sehr dünn und rutschig ist, wickeln Sie sie in eine Wolldecke ein. Dann darf Ihr Hund die Wackel-Luftmatratze erobern:

- Probieren Sie zu Beginn, dass Ihr Hund lediglich eine oder zwei Pfoten auf die Matratze setzt – zum Beispiel, wenn er sich ein auf der Matratze liegendes Futterbröckchen herunterangelt. Er sollte behutsam erfahren können, dass es nun unter den Pfoten wackelt und er etwas einsinkt.
- Ihr nächstes Etappenziel ist es, dass Ihr Vierbeiner die Luftmatratze überquert, zum Beispiel, indem er einer Futterspur folgt. Am einfachsten ist es, wenn er erst quer über die Matratze marschiert und später dann in Längsrichtung.
- Das Finale: Ihr Hund steigt mit allen vieren auf die Matratze, bleibt darauf stehen (setzt oder legt sich hin) und balanciert sich aus. Probieren Sie, ihn zu kleinen Gewichtsverlagerungen zu animieren. Sie könnten ihm zum Beispiel ein Stückchen Futter vor die Pfoten legen oder ihn auffordern, sich zu setzen oder zu legen.

In jedem Fall: Belohnen und loben Sie ihn überschwänglich, solange er sich auf der Matratze befindet.

Raschelnder „Vorhang“

Traut Ihr Hund sich, durch einen Vorhang von herunterhängenden Gegenständen zu marschieren?

- Spannen Sie zwischen zwei Stuhllehnen ein Seil, alternativ binden Sie einen Besenstiel an den Lehnen fest. Das ist Ihr Grundgerüst für die Mutprobe.
- An Seil oder Stange bringen Sie einen Vorhang aus herunterhängenden Tüchern, Zeitungspapierstreifen oder Flatterband an.
- Wenn Sie Spaß am Basteln haben, können Sie außerdem Bierdeckel, Papprollen oder alte CDs an Schnüren auffädeln und an Ihrem Grundgerüst befestigen.
- Schaffen Sie es, Ihren Hund dazu zu bringen, durch diesen „Vorhang“ hindurchzugehen?
- So geht’s besonders einfach:

- Ihren Hund sollte es zunächst kaum Überwindung kosten, den Vorhang beiseitezuschieben. Fangen Sie deshalb mit ganz wenigen, leichten und geräuscharmen Elementen an.
- Streuen Sie ein paar Futterbröckchen so aus, dass sie unter dem Vorhang, davor und dahinter liegen. Ihr Hund gewöhnt sich so daran, mit den Elementen des Vorhangs in Berührung zu kommen und findet das sogar „lecker“. Wenn Ihr Hund gern öfter unter den Vorhang läuft, um dort nach Essbarem Ausschau zu halten, dann haben Sie alles richtig gemacht.

Aufräumen und Vokabeln lernen

Wenn Ihr Hund gern apportiert, dann können Sie ihm ganz leicht sogar Vokabeln beibringen!

- Nehmen Sie aus seiner Spielekiste einen Ball und legen Sie diesen vor den Hund auf den Boden.

- Setzen Sie sich daneben, zeigen sie auf den Ball und fordern Sie Ihren Hund auf: „Bring mir den Ball!“.
- Loben Sie ihn, wenn er mit dem Spielball ankommt.
- Zeigen Sie nun auf die Kiste und geben Sie ihm das Kommando „Gib aus!“.
- Belohnen Sie Ihren Hund, wenn er den Ball in die Spielzeugkiste fallen lässt.
- Wählen Sie nun zwei Spielzeuge mit unterschiedlichen Namen, zum Beispiel Tau und Ball. Fordern Sie Ihren Hund erneut auf, Ihnen ein Spielzeug davon zu bringen. Großes Lob, wenn er das richtige packt!
- Mit der Zeit können Sie die Anzahl der Spielsachen, die Ihr Hund in die Spielzeugkiste räumen soll, Schritt für Schritt erhöhen.

Labyrinth

Dieses Spiel kann sowohl drinnen als auch draußen gespielt werden.

- Legen Sie Stangen, Besenstiele und Schwimmnudeln auf den Boden, sodass ein Labyrinth entsteht.
- Führen Sie Ihren Hund nun durch diese „Gänge“, indem Sie ihm ein Leckerli vor die Schnauze halten.
- Loben Sie ihn, wenn er schön die Gänge entlangläuft, ohne die Begrenzungen zu berühren. Selbstverständlich bekommt er am Schluss ein dickes Lob und sein Leckerli!
- Später sollte sich Ihr Hund ohne Leckerli durch das Labyrinth führen lassen – zum Beispiel nur per Handzeichen!

Das Spiel mit der Küchenrolle

Dieses Spiel fördert den Spieltrieb Ihres Hundes.

- Nehmen Sie sich zunächst einmal eine Küchen- oder eine Toilettenpapierrolle.
- Stecken Sie diese auf eine Küchenrollenhalterung oder halten Sie die Rolle zwischen Ihren Händen.

- Animieren Sie nun Ihren Hund dazu, das Papier entweder mit den Pfoten oder mit der Nase von der Rolle abzurollen.
- Üben Sie in kleinen Schritten und belohnen Sie den Hund, sobald er die Rolle berührt.
- Bringen Sie ihn schließlich dazu, auf Ihr Kommando abzurollen.
- Das abgerollte Küchenrollenpapier können Sie zum Beispiel wieder schön zusammenfalten und zum Wischen von Küchenoberflächen nutzen.

Pfötchen saubermachen

Dieses Spiel erleichtert Ihnen den Alltag. Dafür benötigen Sie zunächst einmal einen Fußabtreter.

- Positionieren Sie Ihren Vierbeiner zunächst einmal mit den Vorderpfoten darauf.
- Nehmen Sie nun eine der Pfoten in Ihre Hand und ziehen Sie diese vorsichtig über den Abtreter.
- Geben Sie Ihrem Hund ein von Ihnen gewähltes Kommando wie „Streif ab!“ und belohnen Sie ihn.

- Nehmen Sie nun die andere Pfote und wiederholen Sie die Prozedur.
- Üben Sie das so lange, bis Ihr Hund genau verstanden hat, was er zu tun hat, und sich der Vierbeiner auf Ihr Kommando hin selbst die Pfoten abputzt.
- Sie können das ebenso mit den Hinterpfoten trainieren.

Spiel zu zweit – Rückensprung

Ihr Hund lernt, seine Sprungbewegung so gut zu koordinieren, dass er sicher auf Ihrem Rücken landet und sich dort gut ausbalanciert.

- Ihre Ausgangsposition ist der Vierfüßlerstand, Ihr Hund sitzt vor Ihrer Körperseite. Eine zweite Person soll den Hund nun dazu bringen, sich Ihrem Rücken zu nähern, um schließlich darauf zu springen. Dafür stellt sich Ihre Hilfskraft dem Hund gegenüber auf die andere Seite und lockt ihn mit einem Leckerli in der Hand in Richtung Ihres Rückens.

- Diese Übung lässt sich gut mit Clicker und Target Stick aufbauen. Das geht so: Die Hilfskraft hält den Target Stick an Ihren Rücken. Sobald der Hund den Stick berührt, gibt es dafür einen Click.
- Nehmen Sie den Stick schrittweise höher, bis der Hund mit den Vorderpfoten auf den Rücken geht und schließlich springt. Jetzt können Sie das entsprechende Signal einführen. Damit der Hund nicht einfach über Ihren Rücken oder gleich wieder hinunterspringt, kann sich die assistierende Person so nah an Ihren Rücken stellen, dass sie eine natürliche Begrenzung für den Hund darstellt.

Die perfekte Verbeugung

Koordination und Aufmerksamkeit trainiert der Hund bei dieser Aufgabe.

- In der Ausgangsposition steht der Hund vor Ihnen.

- In einem ersten Schritt soll der Hund mit seinem Kopf auf den Boden gehen. Damit er dies tut, locken Sie ihn mit einer Futterbelohnung. Das Leckerli bekommt Ihr Vierbeiner, wenn er Ihrer Hand mit der Schnauze bis auf den Boden folgt – und ein dickes Lob gibt es dazu.
- Damit der Hund in einem zweiten Schritt tatsächlich in die Haltung einer Verbeugung geht, geben Sie sich nun nicht mehr damit zufrieden, dass er den Kopf herunternimmt. Locken Sie ihn zunächst wieder mit der Leckerli-Hand nach unten, geben die Futterbelohnung aber noch nicht her, sondern schieben die Hand vorsichtig unter die Schnauze, in Richtung Vorderpfoten des Hundes.
- Um nun an das Leckerli heranzukommen, muss der Hund sich auf die Vorderbeine herunterlassen – und dafür gibt es ein kräftiges Lob und natürlich das Leckerli. Möglicherweise geht Ihr Hund aus dieser Haltung gleich in die Platz-Position. Dann ist Ihr Timing wichtig: Loben Sie ihn exakt zu dem Zeitpunkt, an dem er auf seinen Ellenbogen

liegt, damit er die Belohnung mit genau dieser Haltung verknüpft.

- Wenn er das verstanden hat, können Sie das entsprechende Signal dazu einführen, zum Beispiel „Verbeuge dich!“. Wichtig: Lösen Sie die Verbeugung mit Ihrem üblichen Auflöse-Signal wieder auf. Das Auflöse-Signal muss vor allem am Anfang schnell kommen, damit der Hund nicht Platz macht.

Hol die Kappe

Koordination und selbstständiges Arbeiten stehen bei diesem lustigen Kunststück im Vordergrund. Das enge Zusammenspiel fördert die Bindung.

- Zunächst sollte der Hund lernen, die Kappe mit der Schnauze vorn am Schirm zu fassen. Dafür gehen Sie in die Hocke und legen die Kappe vor ihn hin.
- Sie brauchen ihm kein Signal zu geben, sondern warten einfach ab, bis er neugierig an der Kappe schnüffelt. Dafür gibt es ein Click und ein Leckerli.

- Wiederholen Sie das einige Male und legen Sie dann eine längere Pause ein, bevor Sie das Ganze noch einmal durchführen (eventuell erst am nächsten Tag).
- Hat der Hund verstanden, dass es um die Kappe geht, üben Sie den nächsten Schritt mit ihm ein.
- Nun soll er die Kappe mit der Schnauze aufnehmen. Deshalb clicken Sie nun nicht mehr, wenn der Hund die Kappe mit der Schnauze berührt, sondern warten ab. Der Hund merkt auf diese Weise, dass ein bloßes Beschnüffeln nicht mehr genügt und wird stärkere Handlungen anbieten. Sobald er dabei die Kappe mit der Schnauze aufnimmt, clicken Sie – bis er auch das verstanden hat.
- Nun geht es in die Höhe: Setzen Sie sich die Kappe auf den Kopf, anfangs noch so lose, dass sie einfach herunterzuziehen ist. Dann beugen Sie sich dem Hund ein wenig entgegen, bis er auf die Idee kommt, an der Kappe zu schnüffeln – Click und Belohnung.

- Anschließend bauen Sie die Handlung schrittweise auf, bis der Hund Ihnen die Kappe vom Kopf zieht. Mit dem Clicker-Prinzip kann das sehr schnell funktionieren. Wenn der Hund einen Schritt sicher beherrscht – beispielsweise nimmt er die Kappe in die Schnauze –, clicken Sie dafür nicht mehr, sondern warten ab, bis er stärker daran zieht – dafür bekommt er dann wieder so lange einen Click, bis das sicher funktioniert. Das Signalwort führen Sie ein, wenn die Übung klappt, zum Beispiel „Kappe vom Kopf!".

Geruchsspiel für echte Schnüffler

Sollte sein Talent fürs Riechen noch schlummern, lernt Ihr Hund mit diesem Spiel, seinen Geruchssinn konzentriert einzusetzen.

- Machen Sie Ihren Hund zunächst mit dem Duft vertraut, den Sie für dieses Spiel einsetzen möchten.

- Geben Sie einen Tropfen davon auf ein Stofftuch und spielen Sie mit dem Hund damit. Nach dieser Vorbereitung geht es an die Nasenarbeit. Präparieren Sie ein Papiertuch mit dem Duft und legen Sie es vor den Hund auf den Boden. Der Hund darf ausgiebig daran schnuppern. Jetzt ist Ihre Reaktion ausschlaggebend: Als hätte der Hund soeben etwas gefunden, das Sie lange vermisst haben, nehmen Sie das Tuch auf, riechen daran und freuen sich riesig darüber.
- Nun probieren Sie das Ganze mit zwei Tüchern.
- Eines enthält ein Tröpfchen Duft, das andere nicht.
- Lassen Sie den Hund an beiden Tüchern riechen.
- Loben Sie ihn überschwänglich, wenn er einen Moment länger auf das richtige Tuch reagiert, zum Beispiel daran riecht oder es aufnimmt. Nach einigen Wiederholungen begreift der Hund, dass er den Duft finden soll. Hat er es noch nicht verstanden oder zerreißt die Tücher regelmäßig, greifen Sie zu einem

kleinen Trick: Stecken Sie jedes Tuch tief in ein schmales, leeres Marmeladenglas oder in ein hohes Trinkglas.

- Beobachten Sie, wie Ihr Hund das Papier mit dem Duft anzeigt: Nimmt er das Tuch auf? Berührt er es mit der Pfote? Oder verharrt er einfach nur länger an dem richtigen Tuch? Sein Anzeigeverhalten können Sie mit dem Clicker unterstützen.
- Diesen Spielaufbau sollte man nicht an einem Tag trainieren. Lassen Sie dem Hund für die einzelnen Schritte Zeit. Üben Sie immer mal wieder zwischendurch.

„Deckentraum“ mit Futterbonus

Bei diesem Spiel kann Ihr Vierbeiner schnüffeln und sich gleichzeitig noch Leckerlis verdienen. Sein Geruchssinn wird obendrein noch trainiert.

- Legen Sie alte Wolldecken oder Handtücher auf den Boden.
- Verstecken Sie Futterbröckchen in den Falten und lassen Sie Ihren Meisterschnüffler danach suchen.

Dinner in the dark

Schnüffeln und Belohnung kommen hier nicht zu kurz.

- Sie legen ein paar Futterbröckchen in einen abgedunkelten Raum, machen das Licht aus und schicken Ihren Hund auf die Suche.
- Mit ein wenig Übung und wenn er ein Signalwort für die Futtersuche kennt, wird er mit Sicherheit später mühelos sogar winzige

Leckerbissen im stockdunklen Raum aufspüren.

- Übrigens funktioniert das gleiche Spiel ebenfalls hervorragend an dunklen Winterabenden beim Spaziergang oder im Garten.

Futterspiele

Bei Futterspielen geht es vor allem um Geschicklichkeit und darum, dass der Hund austesten muss, wann und wie er schnell an sein Futter kommt. Verwendet werden können hier unter anderem Leckerlis, die versteckt wurden, damit Ihr Hund mit entsprechender Konzentration herausfindet, wie er an das Futter kommt. Die meisten Hunde haben viel Spaß an Futterspielen, da es ja beim erfolgreichen Umsetzen des Spiels stets eine leckere Belohnung gibt.

Langweilig wird es dabei nicht, da es sehr viele unterschiedliche Möglichkeiten bezüglich Futterspielen gibt, die eine Herausforderung an die Geschicklichkeit des Hundes stellen – ein wenig Geduld von Seiten des Hundes kann ebenfalls nicht schaden.

Für diese Futter- und Auspackspiele brauchen Sie Utensilien wie Handtücher, Kartons, Plastikflaschen und natürlich Leckerlis. Diese Spiele sind wunderbar geeignet für fröhliche Minuten zwischendurch. Sie brauchen keine lange Vorbereitung und Ihr vierbeiniger Liebling hat mit Sicherheit ordentlich Spaß!

Eis schlecken

Lieben Sie Eis? Ihr Hund ebenfalls – vor allem an heißen Sommertagen! Verwenden Sie dafür am besten einen Kong und füllen Sie ihn im Idealfall mit Joghurteis. Dadurch bekommt Ihr Hund ein besonderes Leckerli an den heißen Tagen und kann gemeinsam mit Ihnen sein ganz eigenes Eis schlecken.

- Frieren Sie den vorher aufgefüllten Kong für einige Stunden ein.
- Jetzt können Sie den Kong mit dem gefrorenen Inhalt Ihrem Hund geben. Das geht am besten draußen im Garten oder auf einer Wiese, um sich im Anschluss die Reinigungsarbeiten zu ersparen.
- Sie können dem Joghurt vor dem Einfrieren je nach Geschmack ein wenig Leberwurst untermischen. Dabei kommt es ganz auf die Vorlieben Ihres Hundes an.

Futterball-Spiel

Einfach, bekannt und leicht umzusetzen ist das Spiel mit dem Futterball, den Sie sich in jedem Tiergeschäft kaufen können. Die Bälle enthalten eine spezielle Öffnung, in die Leckerlis oder Futterstücke gefüllt werden. Es gibt die Bälle in ganz unterschiedlichen Materialien für die jeweilige Vorliebe des Hundes. Das ist vermutlich das bekannteste Futterspiel.

- Legen Sie den Futterball auf den Boden und genießen Sie das Schauspiel.
- Nach einem kurzen Schnuppern wird Ihr Hund versuchen, die Leckerlis aus dem Inneren des Balls nach draußen zu befördern. Vielleicht versteht Ihr Hund nicht sofort, welche Technik ihn am schnellsten zum Ziel führt.
- Wählen Sie daher beim ersten Mal eine sehr große Öffnung, damit Ihr Hund nicht frustriert aufgibt.
- Hat er einmal verstanden, worum es geht, wird Ihr Hund seine individuelle Strategie entwickeln. Manche Hunde treten gegen den Ball, andere wiederum schleudern ihn durch

die Gegend oder drehen ihn ganz sachte auf die Seite, damit die begehrte Belohnung nach draußen kullert.

Tipp

Wenn Sie einen Futterball aus Hartplastik im Haus verwenden, sollten Sie sicherstellen, dass im Spielbereich nichts zu Bruch gehen kann. Es könnte stürmisch werden!

Auspackfreude

Nicht nur Menschen packen gern Geschenke aus, Gleiches gilt für Hunde! Sie können Leckerlis als Geschenk verpacken und dann dafür sorgen, dass Ihr Hund dieses „auspackt“. Sie brauchen für dieses Spiel nicht viel, da Sie einfach Leckerlis in Zeitungspapier einpacken können – oder Sie verwenden andere Papierbögen, die Sie nicht mehr benötigen.

- Starten Sie damit, dass Sie einzelne Leckerlis einpacken, und wickeln Sie die einzelnen Pakete im nächsten Schritt in ein größeres Paket ein. Damit ist die Herausforderung größer und Ihr Hund ist erst einmal mit einer kniffligen Aufgabe beschäftigt – der Auspackspaß kann beginnen!

- Es kann vorkommen, dass Sie erst einmal für Ermutigung sorgen müssen, indem Sie ein kleines Stück des Pakets öffnen. Danach wird der Hund schnell verstanden haben, wie die Geschenke richtig ausgepackt werden und was ihn im Anschluss erwartet.

Kauspiele

Kauspielzeuge werden mittlerweile im Zoofachhandel in den unterschiedlichsten Formen und mit den verschiedensten Aussparungen und Schwierigkeitsgraden angeboten. Der bekannteste Vertreter ist der „Kong".

- Das Prinzip ist ganz einfach: In ein Kautschukspielzeug mit kleinen Öffnungen können verschiedene Leckerlis gestopft werden, die Ihr Hund nun mit konzentriertem Kauen, geschicktem Zungeneinsatz und viel Geduld ans Tageslicht befördern muss.

- Dabei können Sie je nach Spielzeugart kreativ werden und Leckerlis aus verschiedenen Zutaten und in unterschiedlicher Konsistenz zum Einsatz bringen. Für Hunde geeignete Aufstriche machen dieses Spiel für Ihren Hund zu einer wahren Schlemmerparty.
- Gönnen Sie Ihrem Vierbeiner von Zeit zu Zeit ein wenig Spaß mit einem Kauspielzeug. Konzentriertes Kauen pflegt nicht nur die Zähne, die monotone Beschäftigung ist für Ihren Hund die reinste Entspannung. Kauspiele sind nicht zuletzt spannende Charakterstudien: Jeder Hund hat seine eigene Art zu kauen – zart, eher grob oder fast schon meditativ.

Tipp:

Hunde, die regelmäßig die Gelegenheit bekommen, sich mit einem Kauspielzeug zu beschäftigen, verspüren weniger Drang, Möbel, Kinderspielzeug und Schuhe anzuknabbern. Sehr sinnvoll und praktisch!

Hütchen-Leckerli-Spiel

Hütchen gibt es mittlerweile im Zoofachhandel zu kaufen, Sie können jedoch ebenso in Kaufhäusern oder im Spielwarenhandel nach geeigneten Plastikbechern Ausschau halten. Eine kostengünstige Alternative sind beispielsweise gespülte Joghurtbecher.

- Bei diesem Spiel geht es darum, Ihren Vierbeiner unter einer Reihe von Hütchen ein Leckerli ausfindig machen zu lassen. Das wird er vielleicht nicht gleich zu Beginn durchschauen: Starten Sie daher mit wenig Auswahl, also nur einem Hütchen. Zeigen Sie Ihrem Hund den Leckerbissen und legen ihn unter ein Hütchen.
- Ihr Hund wird nun am Hütchen schnuppern und versuchen, an das Leckerli darunter zu kommen. Dazu kann er es entweder mit Nase oder Pfote umschubsen oder mit dem Maul zur Seite stellen. Versteht Ihr Hund nicht gleich, was er tun soll: Zeigen Sie ihm einfach immer wieder das Leckerli und legen Sie es zurück unter das Hütchen.

- Hat Ihr Hund den Dreh raus, können Sie das Spiel komplizierter gestalten. Stellen Sie eine Reihe von Hütchen auf und lassen Sie Ihren Hund das mit dem Leckerli herausfinden. Dabei können Sie die Hütchen vertauschen, nachdem Sie das Leckerli versteckt haben.

Wo steckt es?

Dieses Spiel fördert insbesondere den Geruchssinn Ihres Vierbeiners.

- Nehmen Sie ein Leckerchen in eine Hand und schließen Sie nun beide Hände zu einer Faust.
- Halten Sie Ihrem Hund beide Hände hin und fragen Sie ihn, wo sich das Leckerchen versteckt.
- Einige Hunde testen einfach aus, andere setzen auf Ihren Geruchssinn.
- Hat sich Ihr Hund für eine Hand entschieden, öffnen Sie diese.
- Befindet sich darin das Leckerli, darf er es haben.
- Ist das Leckerchen dort nicht drin, zeigen Sie Ihrem Hund das Leckerchen in der anderen Hand.
- Schließen Sie dann wieder beide Hände und fragen Sie erneut, wo das Leckerchen ist. Lassen Sie es Ihren Hund nochmals versuchen.

- Falls Sie dieses Spiel schwieriger gestalten möchten, können Sie es mit mehreren Personen spielen. Setzen Sie sich dafür nebeneinander. Einer hat das Leckerli in seiner Hand und der Hund darf aktiv danach suchen und schnüffeln.

Abenteuerspiele im Wald

Mit diesem Spiel stärken Sie zum einen die Bindung Ihres Hundes an Sie und zum anderen das Selbstvertrauen Ihres Vierbeiners.

- Gehen Sie mit Ihrem Hund in den Wald.
- Verstecken Sie nun in einem Laubhäufchen Leckerchen. Sie können ebenso unter Ästen oder Büschen ein Leckerli platzieren.
- Lassen Sie Ihren Hund dann nach der Belohnung suchen.
- Hat er sie gefunden? Dann darf er die Beute fressen!
- Das raschelnde Laub soll die Abenteuerlust und die Spielfreude Ihres Hundes wecken.

- Sie können außerdem zusammen mit Ihrem Hund nach der Beute suchen. Das stärkt die Bindung!

Topf-Suche

Auch dieses Futterspiel ist äußerst beliebt bei Vierbeinern!

- Lassen Sie Ihren Hund Sitz machen und halten Sie ihm einen Leckerbissen zum Schnuppern hin.
- Stellen Sie nun einige Gefäße wie Plastikschüsseln, ausgewaschene Joghurtbecher oder Blumentöpfe umgedreht auf den Fußboden.
- Platzieren Sie nun den Leckerbissen vor den Augen Ihres Hundes unter einem Gefäß und geben Sie Ihrem Hund das Kommando: „Ok, hol‘s dir!“.
- Loben Sie ihn, wenn er das richtige Gefäß erschnüffelt hat und es mit seiner Schnauze oder seinen Pfoten umkippen kann.

- Später darf er beim Verstecken nicht mehr zusehen, sondern muss selbst herausfinden, unter welchem Topf der Leckerbissen liegt.

Tresorknacker

- Legen Sie kleine Leckerbissen oder Trockenfutter in eine Pappschachtel und kleben Sie diese mit ein wenig Klebeband zu.
- Schneiden oder stechen Sie nun einige Löcher in die Schachtel.
- Geben Sie diesen „Tresor“ Ihrem Hund und sagen Sie ihm aufmunternd „Ok“.
- Loben Sie den Vierbeiner, sobald es ihm gelingt, den köstlichen Inhalt heraus zu befördern – sei es durch das Zerkauen der Pappschachtel oder durch die Löcher.

Rock 'n' Roll"-Spiel

- Schrauben Sie den Deckel einer leeren PET-Flasche ab und geben Sie Trockenfutter hinein.
- Legen Sie die Flasche nun auf den Boden.
- Ihr Hund soll nun versuchen, die Leckerbissen durch Rollen und Rütteln aus der Flasche zu bekommen: Das ist Hunde-„Rock 'n' Roll"!

Rollenspiel – einmal anders

Werfen Sie die Papprolle des Toilettenpapiers nicht sofort weg, denn daraus können Sie ein großartiges Spiel für Ihren Vierbeiner zaubern.

- Geben Sie einen Leckerbissen in die Papprolle hinein und drücken Sie die Enden zusammen.
- Geben Sie Ihrem Hund nun die Rolle.
- Er darf sie dann nach Herzenslust zerfetzen, um an den leckeren Inhalt zu gelangen.
- Loben Sie Ihren Hund, wenn es ihm gelingt, an den Inhalt zu kommen.

- Sie müssen nicht unbedingt Fertigfutter hineingeben, sondern können ebenso klein geschnittenes Hähnchenfleisch hineingeben.

Nasenakrobatik

- Werfen Sie Ihrem Hund mit einem „Schnapp!“-Kommando ein Leckerli zu, das er mit seinem Maul auffangen muss.
- Sobald das einwandfrei klappt, geben Sie ihm das Kommando „Sitz!“. Legen Sie nun einen kleinen Bissen auf seinen Nasenrücken.
- Und wieder kommt das Signal „Schnapp!“.
- Geschickten Vierbeinern gelingt es nach einiger Zeit in der Tat, den Bissen mit einem kurzen Kopfrucken hochfliegen zu lassen und ihn dann aus der Luft aufzuschnappen.
- Das ist gar nicht so einfach!
- Wenn das gelingt, bekommt Ihr Vierbeiner ein Riesenlob!

Tauch- und Wasserspiele

Bei diesen Spielen werden die Belohnungen am Boden eines Wasserbeckens verteilt. Hier muss Ihr Hund das Leckerli mit seinen Pfoten oder der Schnauze herausfischen. Solche Spiele sollten nur draußen gemacht werden, um Überschwemmungen im Haus oder in der Wohnung zu vermeiden. Besonders im Sommer machen diese Spiele richtig Freude – egal, ob im Bach, am Seeufer oder im Hundeplanschbecken im heimischen Garten. Anstatt eines Leckerlis können selbstverständlich auch Spielzeuge am Wassergrund versteckt werden.

TIPP gegen die Sommerhitze:

Machen Sie ein Handtuch nass, wringen Sie es aus und lassen Sie Ihren Vierbeiner kurz darunter oder darauf liegen – selbstverständlich im Schatten bitte!

Wenn Sie möchten, können Sie ebenfalls eine Kühldecke kaufen, um Ihrem Liebling die Hitze erträglicher zu machen.

Leckerli-Tauchspiel

Als Gefäß für dieses Spiel eignen sich je nach Größe Ihres Hundes Schüsseln, Plastikwannen für Kinder oder große Eimer. Das Spiel an sich ist simpel: Sie versenken das Leckerli im Wasser – Ihr Hund muss es retten.

- Am besten üben Sie erst einmal mit einer geringen Füllhöhe. Nicht jeder Hund ist eine Wasserratte. Mancher muss sich geradezu überwinden, seine Schnauze ins kalte Nass zu stecken. Geben Sie also nicht gleich frustriert auf, wenn es nicht auf Anhieb klappt!
- Zeigen Sie Ihrem Hund das Leckerli, bevor Sie es versenken. Hat Ihr Hund den Dreh raus und weiß, worauf es bei dem Spiel ankommt, können Sie die Füllhöhe des Gefäßes nach und nach erhöhen.
- Dieses Spiel können Sie hervorragend in einen Parcours mit anderen Spielelementen einbauen, den Sie zusammen mit anderen Hundehaltern und deren Vierbeinern bewältigen.

Tipp

Verwenden Sie bei diesem – unter Umständen nicht nur für den Hund – erfrischenden Spaßbad unbedingt lauwarmes Wasser, niemals eiskaltes!

Ballspiel zum Abtauchen

Dieses Spiel trainiert zum einen die Aufmerksamkeit und zum anderen die Kondition Ihres Hundes.

- Der Hund darf hierfür im Wasser schwimmen, zum Beispiel in einem See.
- Geben Sie Ihrem Hund nun mehrere Bälle ins Wasser – jedoch nacheinander!
- Ein Hartgummiball versinkt im Wasser. Wenn der See nicht zu flach ist, kann daraus ein lustiges Tauchspiel gemacht werden. Der Hund soll abtauchen und Ihnen den Ball wiederbringen.
- Leichtere Bälle schwimmen auf der Wasseroberfläche.
- Geben Sie Ihrem Hund ein entsprechendes Signal, Ihnen den Ball zu apportieren.

Für Tauchspiele finden Sie im Fachhandel übrigens spezielle Bälle. Sie gehen unter und bleiben am Grund, sind aber für den Vierbeiner nicht zu schwer.

Tipps für das Spielen im Wasser:

Es gibt sehr viele Hunde, die gern im Wasser spielen und apportieren. Beachten Sie dabei aber einige Regeln:

- Beginnen Sie mit einem Ball erstmal im flachen Wasser. Wenn das gut klappt, können Sie den Ball in tiefere Stellen hineinwerfen.
- Übertreiben Sie es nicht mit Wasserspielen und machen Sie regelmäßig Pausen.
- Hunde mit Arthrose dürfen nicht in zu kaltes Wasser, denn Kälte intensiviert die Gelenkschmerzen.
- Hunde mit Epilepsie dürfen nie in zu tiefes Wasser, denn während eines Anfalls wäre die Gefahr des Ertrinkens viel zu groß.
- Beim Schwimmen benutzen Vierbeiner ihre Rute: Dabei kann es schnell zu einem Muskelkater kommen. Daher: Ausreichend pausieren!

- Nach dem Baden bei kälteren Temperaturen sollten Sie den Hund stets abtrocknen, denn es besteht sonst Auskühlungs- und Erkältungsgefahr.

Fischerhund

Ist keine Pfütze vor Ihrem Vierbeiner sicher? Dann gönnen Sie ihm in einer kleinen Gartenecke doch ein schönes, flaches Planschbecken, wie es auch kleinere Kinder lieben.

- Lassen Sie ihn daraus immer wieder Spielzeuge oder Leckerchen herausfischen.
- Besonders für apportierfreudige Wasserratten ist das ein großartiger Badespaß.

Wasser-Parcours

Wasser ist ein Eldorado für Hunde-Parcours-Fans. Ob klare Pfütze oder Brunnen, Rinnsal oder Bach – Sie und Ihr Hund können dort eine Menge Spaß haben. Bringen Sie ihn dazu, mit allen vieren ins kühle Nass zu gehen und dann ein Stück durchs Wasser zu waten.

- Üben Sie an einer sauberen, flachen Pfütze oder einem schmalen Rinnsal. Das Wasser sollte dort nur wenige Zentimeter hoch stehen.
- Nehmen Sie ein Stück Futter und platzieren Sie es zum Beispiel so auf einem Stein oder direkt im Wasser, dass Ihr Hund nur eine Pfote ins Wasser setzen muss, um daran zu kommen.
- Hat er diesen Schritt ein paar Mal erfolgreich bewältigt, werden die Anforderungen etwas erhöht: Um ans Futter zu kommen, muss er dann mit zwei Pfoten ins Wasser, später mit allen vieren. Und irgendwann liegt das Futterbröckchen so, dass er sogar ein paar Schritte laufen muss, zunächst im flachen Wasser, dann im etwas tieferen.

- Ganz wichtig: Bleiben Sie immer geduldig und widerstehen Sie der Versuchung, Ihren Hund einfach zu nehmen und im Wasser abzusetzen. Seine Abneigung gegen das kühle Nass würde dadurch nur größer werden.

Intelligenz- und Denkspiele

Nicht alle Spiele haben etwas mit Koordination, Beweglichkeit oder dem Erschnüffeln einer Beute zu tun. Sehr beliebt sind ebenfalls Intelligenzspiele oder solche, bei denen Hunde zeigen müssen, was sie in geistiger Hinsicht alles können. Der Vorteil bei Denkspielen ist, dass Sie dafür keinen großen Park und auch keinen Garten benötigen. Vieles ist also in den eigenen vier Wänden möglich.

Diese Spiele fördern die Intelligenz, die Kreativität und die geistige Auslastung Ihres Hundes. Probieren Sie aus, welche Spiele bei Ihrem Hund gut ankommen. Viele Spiele dieser Kategorie sind übrigens ideal, wenn Ihr Hund körperlich nicht mehr topfit ist, oder einfach dann, wenn Sie echte Denkarbeit fördern wollen. Schließlich ist nicht nur bei uns Menschen Gehirnjogging von Vorteil und äußerst nützlich, um geistig auf der Höhe zu bleiben.

Diese Spiele können jedoch anstrengend werden, denn wie beim Menschen gilt ebenso beim Tier: Denken strengt an. Aus diesem Grund braucht es eine optimale Kombination aus kniffligen Aufgaben und ausreichend Denkpausen.

Das richtige Objekt finden

Dieses Spiel trainiert die Kombinationsgabe sowie die Fähigkeit, sich zu konzentrieren.

Dazu sollte Ihr Vierbeiner einige seiner Spielzeuge mit Namen kennen, zum Beispiel Ball, Tau, Knochen, Hase, Bärchen etc.

- Das üben Sie, indem Sie ein Spielzeug vor ihn hinlegen und es beim Namen nennen, kurz bevor er es mit der Schnauze aufnimmt.
- Sie können als Verstärkung ebenfalls den Clicker einsetzen.
- Später fordern Sie Ihren Hund auf, das jeweilige Spielzeug zu bringen und clicken oder loben ihn kräftig, wenn er es bei Ihnen abgibt. Dafür gibt es natürlich eine Belohnung.
- Bei Hunden, die Gegenstände nicht gern aufnehmen, genügt schon ein Stupsen. Viele Hunde lernen auf diese Weise schnell, einige Spielzeuge bei ihrem Namen zu kennen.

Kopfschütteln

Dieses Spiel kann sowohl drinnen als auch draußen durchgeführt werden und braucht keine speziellen Vorbereitungen. Auch im Alltag kann dieses Spiel sehr nützlich sein.

- Nehmen Sie ein Leckerchen in die Hand und halten Sie es Ihrem Hund vor die Nase.
- Bewegen Sie nun Ihre Hand ein Stück nach links und dann nach rechts.
- Folgt Ihr Hund Ihrer Hand mit seinem Kopf, dann geben Sie das Kommando zum Neinsagen und belohnen ihn.
- Wiederholen Sie diesen Vorgang so lange, bis Ihr Hund verstanden hat, welche Bewegung ausgeführt werden soll, ohne dass Sie das Leckerchen vor seine Nase halten müssen.

Hütchenspiel mal anders

Ein Hütchenspiel mit ganz anderem Schwerpunkt – im wahrsten Sinne des Wortes:

- Experimentieren Sie zur Abwechslung mit Hütchen, die Ihr Hund nicht ohne Weiteres umwerfen kann. Flache Haushaltsschüsseln zum Beispiel eignen sich gut dafür.
- Verstauen Sie vor den Augen Ihres Hundes einen Leckerbissen darunter und schauen Sie, was Ihr Vierbeiner macht. Schiebt er die Schüssel geschickt in eine Ecke und hebelt sie dort mit seiner Nase hoch? Tritt er mit den Pfoten auf den Rand und gelangt so mit der Nase darunter? Er wird vermutlich ganz neue Techniken entwickeln.

Stapelspiel

Für mutige Hunde und solche, die es werden wollen:

- Sie bauen einen Turm und verstecken in den Etagen Futter. Die Aufgabe Ihres Hundes ist es, alles zu Fall zu bringen.

- Ideal dafür sind Stapelbecher für Kinder oder aber Sie bauen einen Stapel aus Schüsseln, Kartons und Bechern. Auch Klopapierrollen (mit oder ohne Papier darauf) eignen sich hierfür. Übertreiben Sie es nicht mit der Höhe.
- Spielen Sie nur auf geräuschhemmendem Untergrund, zum Beispiel auf dem Teppich, auf einer Wolldecke oder auf dem Rasen.
- Ganz wichtig: Beginnen Sie niemals mit einem kompletten Turm, sondern erst mit zwei niedrigen Elementen, zwischen denen ein Stück Futter platziert ist. Erst, wenn Ihr Hund diesen Ministapel sicher und begeistert zu Fall bringt, können Sie aufstocken. Fügen Sie ein drittes Element hinzu, in Kombination mit einem zusätzlichen Stück Futter. Erst, wenn die Dreierkombination genauso gut immer wieder umgeworfen wird, kommt das vierte Element hinzu und so weiter.

Premium-Hütchenspiel

Eine echte Herausforderung für erfahrene Hütchenspieler, denn dafür braucht es viel Problemlösefähigkeit und Durchhaltevermögen: Das Hütchen steht diesmal andersherum, also mit der Öffnung nach oben, und dazu ist es noch sehr hoch.

- Wie hoch das Hütchen sein muss, hängt von der Größe Ihres Hundes ab. Ihr Hund sollte im Stehen nicht über den oberen Rand ins Innere schauen können. Gut geeignet dafür sind große Kartons oder Eimer.
- Vor den Augen Ihres Hundes lassen Sie – deutlich hörbar – einen Hundekeks in den Karton oder Eimer fallen.
- Anschließend ist Ihr Hund am Zug. Schafft er es, das Behältnis umzuwerfen und dann noch an das darin liegende Stück Futter zu gelangen?
- Nur für den Fall, dass alle Bemühungen Ihres Hundes ins Leere laufen: Schneiden Sie den Karton ein Stück kürzer oder kippen Sie ihn leicht an, sodass Ihr Hund ihn besser umwerfen kann.

Kartonspiel für Spürnasen

Es gibt Deckel zum Abnehmen, Deckel zum Aufklappen, Deckel zum Auseinanderklappen. Und das alles in unterschiedlichsten Größen und Beschaffenheiten, vom kleinen Teebeutel-Karton über den Schuhkarton bis hin zum großen Postpaket. Jede Variante kann für Ihren Hund zu einer Herausforderung werden. Leckerbissen rein, Deckel zu und los geht der Spaß!

- Lassen Sie Ihren Hund zunächst ein Stückchen Futter aus dem offenen Karton fressen. Er lernt so: Da ist Futter drin, da will ich rein!
- Jetzt kommt der Deckel ins Spiel. Sie schließen ihn zunächst nur halb (lassen ihn ein Stück offenstehen oder legen ihn nur locker über die Öffnung), sodass Ihr Hund noch mühelos an das Futterbröckchen herankommt. Er gewöhnt sich so bereits daran, dass ein Deckel im Weg ist.
- Nun schließen Sie den Deckel Stück für Stück immer mehr. Schieben Sie ihn weiter

über die Öffnung oder lassen Sie den Spalt des Deckels schmaler werden. Ihr Hund hat nun die Chance zu lernen, wie der Öffnungsmechanismus funktioniert.

- Jetzt kommt der spannende Moment, der Deckel ist ganz geschlossen. Halten Sie den Karton gut fest und trauen Sie Ihrem Hund zu, dass er es schaffen wird, diese Aufgabe zu lösen.

Dosen öffnen

Wenn Ihr Hund schon ein wenig Übung darin hat, Verpackungen zu öffnen, wird er es sicher ebenfalls schaffen, mit spitzen Lippen den Deckel einer Frischhaltebox zu entfernen, wenn sich darin ein Stück Futter befindet:

- Legen Sie zunächst den Deckel nur locker auf die Dose. Ihr Hund braucht ihn dann lediglich zur Seite zu schieben, um an den Inhalt zu gelangen.
- Hat Ihr Hund das Prinzip (Deckel entfernen, um ans Futter zu kommen) verstanden, schließen Sie den Deckel, lassen an einer Seite jedoch einen Spalt offen. So hat er die Möglichkeit, mit der Schnauze oder der Pfote den Deckel aufzuhebeln.
- Klappt auch dies, schließen Sie den Deckel ganz. Machen Sie es Ihrem Hund leichter, indem Sie die Dose gut in Ihren Händen festhalten.

Tresor-Champion

Wenn Ihr Hund schon ein erfahrener Tresorknacker ist, überraschen Sie ihn dann und wann mit Abdeckungen, die ganz anders funktionieren als die üblichen Öffnungsmechanismen.

- Deponieren Sie dafür Futter in einem Karton, einer Kiste oder einem Eimer und legen Sie eine Decke oder ein Handtuch darüber, blasen Sie einen Wasserball gerade so weit auf, dass Sie die Öffnung damit abdecken können, verstopfen Sie die Öffnung mit einem Spielzeug, hängen Sie ein Küchensieb in die Öffnung. Werden Sie hier etwas kreativ.
- Anschließend soll Ihr Hund das Leckerli herausholen.
- Loben und belohnen nicht vergessen.

Rollendes Brett

Haushaltsgegenstände als Denksportgeräte zu verwenden, hat einen großen Vorteil: Sie eignen sich hervorragend, um ein wenig damit zu experimentieren und dem Hund Abwechslung zu bieten, und danach können sie wieder der „ganz normalen Verwendung“ zugeführt werden. Pflanzen- und Möbelroller sind ein schönes Beispiel dafür: Gestern noch ein Pflanzenroller, heute ein Denksportgerät:

- Deponieren Sie ein Stück Futter so darunter, dass Ihr Hund es nicht mit der Schnauze erreichen kann.
- Was tut Ihr Einstein? Kommt er direkt auf die Lösung und schiebt das Brett weg? Läuft er erst um das Rollbrett herum und betrachtet die Lage von allen Seiten? Entdeckt er beim Schnüffeln nach dem Futter zufällig, dass das Brett beweglich ist? Wie auch immer: Geben Sie ihm die Chance für mehrere Wiederholungen, sodass er sein System perfektionieren kann.
- Ihr Hund hat keine Idee, was er mit dem Rollbrett tun soll oder traut sich nicht, es beiseitezuschieben? Dann legen Sie das Futter bei den ersten Versuchen so darunter, dass er es zunächst noch mit der Zunge erreichen kann. Zentimeter für Zentimeter

wandert das Futter mit jedem neuen Versuch weiter unter das Brett.

Geschickte Futtersuche

In Ihrer Wohnung gibt es ein standfestes Regal, einen Schrank oder ein Sofa, deren Füße gerade so hoch sind, dass ein schmaler Spalt bis zum Boden bleibt? Unter diesen Spalt passen Körper und Kopf Ihres Hundes nicht, wohl aber seine Pfoten? Dann freuen Sie sich über eine weitere Herausforderung für das Gehirnjogging:

- Legen Sie vor den Augen Ihres Hundes ein Stück Futter unter das Regal und schauen Sie, was Ihr Hund macht: Schnell wird er sehen, dass er mit der Schnauze nichts ausrichten kann. Ob er auf die Idee kommt, mit den Pfoten danach zu angeln?
- Das klappt nicht auf Anhieb? Dann gestalten Sie die ersten Versuche so, dass Ihr Hund das Futter zunächst noch mit der Schnauze erreichen kann und legen es von Mal zu Mal ein Stückchen weiter nach hinten.

- Von den ersten Erfolgen motiviert, wird er vermutlich immer mehr ausprobieren, um ans Futter zu gelangen.

Besondere Futtersuche

Diesmal lassen Sie Futter in einer Schublade verschwinden. Kein Problem für Ihren Hund, der sie wieder aufziehen wird.

So basteln Sie den Automaten:

- Besorgen Sie sich eine Kekspackung, deren Innenteil wie eine Schublade aus der Umverpackung herausgezogen wird. Essen Sie die Kekse auf oder lagern Sie sie woanders.
- An der Schublade befestigen Sie eine Lasche. Dafür schneiden Sie einen Schlitz ins Ende der Schublade. Eine griffige Lasche ergibt sich, indem Sie einen Streifen Malerkrepp oder Isolierband durch den Schlitz schieben (die Klebeseiten aufeinander, damit nicht später die Hundenase daran hängenbleibt). Alternativ können Sie ein Stückchen Stoff im Schlitz verknoten.

So knackt Ihr Hund den Mechanismus:

- Setzen Sie sich nun vor Ihren Hund. Legen Sie vor seinen Augen ein Futterbröckchen ganz vorn in die Kekspackung.
- Schieben Sie die Schublade zunächst nicht komplett zu. Lassen Sie einen Spalt offen, in den die Nase des Hundes gerade noch hineinpasst.
- Halten Sie Ihrem Hund die Kekspackung etwa auf Höhe seiner Schnauze hin.
- Wenn der Hund mit der Nase im Spalt bohrt, erreicht er das Stück Futter. Der Lerneffekt: „In der Schublade ist Futter und ich muss mit der Nase in die Lade!".
- Lassen Sie den Spalt immer kleiner werden, sodass Ihr Hund sich mehr und mehr bemühen muss, um seine Nase in den Spalt zu schieben und so die Schublade zu öffnen.
- Beobachten Sie Ihren Hund genau: Wenn die Nase kaum noch in den Spalt passt, wird der Moment kommen, in dem Ihr Hund seine Zähne einsetzt, um an der Schublade

zu ziehen. Wenn er diese gute Idee hat, helfen Sie im Zweifelsfall schnell nach.

- Ihr Hund macht seine Sache gut? Dann legen Sie das Futter ganz hinten in die Schublade, sodass sie komplett herausgezogen werden muss.

Intelligentes Fallrohr

Ein ideales Denkspiel für Ihren Vierbeiner. Gerade, wenn er schon mit anderen Spielen vertraut ist, wird ihm dieses sicherlich viel Freude bereiten.

So basteln Sie ein Fallrohr:

- Sie benötigen eine Papprõhre (zum Beispiel von Küchenpapier, Geschenkpapier oder Alufolie) und zusätzlich etwas stabile Pappe.
- Mit Teppichmesser oder Schere schneiden Sie zwei gegenüberliegende horizontale Schlitze in die aufrechte Röhre. Schneiden Sie einen Pappstreifen so zurecht, dass Sie ihn durch die Schlitze quer durch die Röhre schieben können und er an beiden Seiten noch genügend Überstand hat. Ihre Konstruktion ist für den Anfang genau dann

richtig, wenn sich die Pappe fast ohne Widerstand durch die Schlitze schieben oder ziehen lässt. Vergrößern Sie im Zweifelsfall die Schlitze entsprechend.

- Wenn Sie nun ein Futterbröckchen in die senkrecht gehaltene Röhre werfen, bleibt es auf dem Pappstreifen liegen.

So bringen Sie Ihren Hund dazu, am Streifen zu ziehen:

- Kennt Ihr Hund das Ziehen an Dingen bereits aus anderen Spielen oder mag er Zerrspiele? Dann probieren Sie, ob Sie ihn dazu animieren können, am Pappstreifen zu ziehen.
- Legen Sie den Streifen zunächst in Ihre Hand und belohnen Sie es, wenn Ihr Hund ihn nimmt oder daran zieht.
- Mitten im Übungsfluss stecken Sie den Streifen locker in den Schlitz der Röhre – noch ohne, dass Futter darin ist. Belohnen Sie Ihren Hund groß, wenn er wieder daran zieht! Macht er seine Sache gut, schieben Sie den Streifen komplett durch die Röhre. Jetzt

können Sie Futter einfüllen, das dann unten aus der Röhre herausfällt.

Murmelbahn

Um Ihre Kreativität weiter anzukurbeln:

- Mit etwas Fantasie lassen sich tolle Konstruktionen basteln, die Sie und Ihren Hund begeistern werden. Wie wäre es zum Beispiel mit einer Hunde-Kugelbahn, einer Röhrenkonstruktion aus Abflussrohren oder transparenten Teichschläuchen? Sie werfen oben runde, gut rollfähige Futterbröckchen hinein und Ihr Hund sieht oder hört sie hindurchkullern.
- Das ist weniger Denksport als vielmehr Hundeüberraschung, aber Sie und Ihr Hund werden einen Heidenspaß daran haben. Und wenn die Röhren groß genug sind und Sie mehr daraus machen mögen, dann bringen Sie Ihrem Hund doch bei, die Kugeln (Bälle) selbst hineinzuwerfen!

Gib Pfötchen

Bei diesem kleinen Kunststück ist vor allem Geschicklichkeit gefragt.

- In einem ersten Schritt bringen Sie dem Hund bei, die Vorderpfoten in Kopfhöhe zu heben, zum Beispiel so: Sie lassen den Hund Sitz machen, nehmen ein Leckerli in die Hand und führen die Hand so weit über seine Schnauze, bis er schließlich versucht, mit einer Pfote daran zu kommen. Berührt er dabei mit der Pfote Ihre erhobene Hand, bekommt er das Leckerli als Belohnung.
- Hat der Hund die Bewegung grundsätzlich verstanden, üben Sie das Gleiche mit der anderen Pfote.
- Klappt das auf beiden Seiten, üben Sie nun ohne Leckerli in der jeweiligen Abklatschhand. Legt der Hund seine Pfote in Ihre Handfläche, gibt es das Leckerli aus der anderen Hand. Trainieren Sie beide Seiten, bis das gut funktioniert. Üben Sie die einzelnen Schritte aber nicht zu oft, sondern bauen Sie die Bewegungsabläufe langsam auf – zwei, drei Mal pro Durchgang sind genug.

Leckerli-Suche im Handtuch

Geruchssinn, Geduld und Geschicklichkeit werden trainiert.

- Damit Ihr Hund anfangs möglichst schnell ein Erfolgserlebnis hat, verstecken Sie das Leckerli zunächst nicht so tief im Inneren des gerollten Handtuchs, sondern etwas weiter vorn. Nun kommen Schnauze oder Pfote zum Einsatz.
- Der Hund beginnt zu experimentieren, welche Technik hier wohl den ersehnten Erfolg verspricht.
- Lassen Sie ihn zunächst einmal in aller Ruhe ausprobieren. Loben Sie ihn zwischendurch ausgiebig, weil er so viel Geduld und Ausdauer zeigt.
- Später können Sie dazu übergehen, das Leckerli immer tiefer einzurollen, um den Schwierigkeitsgrad zu steigern, bis schließlich das gesamte Handtuch ausgebreitet sein muss, bevor der Hund an das begehrte Leckerli kommt.

Loop mit Leckerli

Hier sind Disziplin und Geschicklichkeit gefragt, denn der Hund muss ruhig abwarten, bis das Signal zum Loop kommt – dann darf er das Leckerli mit viel Geschick aus der Luft auffangen.

- Voraussetzung ist, dass der Hund in der Sitz-Position bleibt, denn zunächst muss er sich mit dem Leckerli auf der Nase ganz ruhig verhalten.
- In einem ersten Schritt bringen Sie Ihrem Vierbeiner bei, das Leckerli auf der Nase liegen zu lassen.
- Dazu umfassen Sie vorsichtig seine Schnauze und platzieren das Leckerli recht weit vorn auf der Nase Ihres Hundes. Hält er diese Übung auch nur für einen kurzen Moment durch, nehmen Sie das Leckerli von seiner Nase und geben es ihm als Belohnung für seine Geduld.
- Jetzt gilt es, sein Durchhaltevermögen auf ein paar Sekunden zu steigern. Versuchen Sie es zwei, drei Mal hintereinander und wiederholen Sie diese Übung ein paar Tage, bis

der Hund sicher mit der Belohnung auf der Nase ausharrt.

- Nun geht es an den nächsten Schritt. Überlegen Sie sich ein kurzes Signal oder Geräusch, zum Beispiel „Wirf!" oder „Fang!". Auch ein lautes Fingerschnippen erfüllt den Zweck.
- Platzieren Sie das Leckerli wie oben beschrieben auf der Hundenase und stellen Sie sich zwei Schritte vor den Hund.
- Nun rufen Sie Ihr Signal oder schnippen mit den Fingern und machen dabei eine auffordernde Armbewegung nach oben. Mit etwas Glück wirft der Hund den Kopf hoch und versucht, das Leckerli zu fangen.
- Klappt das anfangs nicht, sammeln Sie das Leckerli auf und versuchen es erneut.
- Wiederholen Sie die Versuche nicht öfter als zwei, drei Mal und vergessen Sie nicht, Ihren Vierbeiner ausgiebig zu loben – selbst wenn der Leckerli-Loop noch nicht geklappt hat.

Balancespiele

Bei dieser Spieleart werden Gymnastikbälle über eine Fläche bewegt. Der Ball, der permanent in Bewegung ist, hilft dem Vierbeiner zu erlernen, seinen Körper deutlich besser zu beherrschen.

Daher eignen sich Balancespiele ausgezeichnet zum Training des Gleichgewichts.

Hundewippe

Mithilfe eines rutschfesten Bretts können Sie die Balance und Körperkoordination Ihres Hundes fördern. Die Hundewippe ist außerdem eine besondere Mutprobe.

- Wickeln Sie ein möglichst breites Regalbrett in eine Antirutschmatte (zum Beispiel Teppichstopp) ein.
- Schieben Sie eine zusammengeknüllte Wolldecke oder ein zusammengelegtes Badetuch unter das Brett. Zu Beginn sollte es nur ganz wenig wackeln.

- Bewegen Sie Ihren Hund dazu, ein oder zwei Pfoten auf das Brett zu setzen, belohnen Sie ihn dafür und führen Sie ihn dann wieder herunter.
- Wenn es nicht allzu wackelig ist, traut er sich vielleicht sogar mit allen vier Pfoten auf die Wippe. Vergessen Sie auf keinen Fall die Belohnung für diesen großartigen Balanceakt!

Profi-Balance-Spiel

Dieses Spiel ist mittelschwer bis schwer und nur etwas für echte Geduld-Profis. Es fördert die Körperwahrnehmung, die Konzentration, die Koordination, die Geduld und die Geschicklichkeit Ihres Hundes.

- Nehmen Sie einige Hundekekse und stapeln Sie diese auf seiner Nase oder seinem Kopf. (Diesen Schritt sollte Ihr Hund schon kennen und bereits öfter gemacht haben.)
  Der Vierbeiner sollte beim Stapeln am besten stehen und nicht sitzen.
- Nun soll der Hund mit den gestapelten Keksen vorsichtig vorwärtslaufen.

- Belohnen Sie stimmlich jede noch so kleine Bewegung Ihres Vierbeiners.
- Üben Sie die Balanceübung so lange, bis Ihr Hund problemlos einige Schritte laufen kann, ohne die Kekse zu verlieren.
- Ist er am Ziel angekommen – zum Beispiel bei Ihnen –, darf er die Kekse fressen.

Hängematte

Dieses Spiel schult vor allem das Balancegefühl Ihres Vierbeiners. Mit sehr alten Hunden sollte dieses Spiel nicht gespielt werden. Sie haben ein schlechteres Gleichgewichtsgefühl und somit ein höheres Verletzungsrisiko.

- Befestigen Sie hierfür eine Hängematte zwischen zwei Stühlen.
- Locken Sie nun Ihren Hund mit einem Leckerli in die Hängematte.
- Fixieren Sie bei den ersten Sprüngen die Matte, damit sie nicht zu sehr schaukelt.
- Hat Ihr Vierbeiner einmal gelernt, problemlos in die Hängematte zu springen, können

Sie diese vor dem Sprung leicht in Bewegung setzen.

- Belohnen Sie den Hund nach jedem Sprung in die Hängematte!

Elefant sein – Spiel für größere und schwere Hunde

Für dieses Spiel benötigen Sie eine stabile Kiste. Damit trainieren Sie vor allem die Geschicklichkeit und das Balancegefühl Ihres Hundes.

- Stellen Sie eine stabile Kiste auf den Boden.
- Machen Sie zunächst einmal Ihren Vierbeiner mit der Kiste vertraut.
- Animieren Sie ihn nun dazu, die Vorderpfoten auf die Kiste zu stellen.
- Wenn das gut klappt, den Vierbeiner unbedingt mit einem Leckerchen belohnen!
- Lassen Sie den Hund dann ganz auf die Kiste steigen.
- Fordern Sie ihn im nächsten Schritt auf, mit den Vorderpfoten auf den Boden zu steigen.

Die Hinterpfoten sollen dabei auf der Kiste bleiben.

- Belohnen Sie Ihren Hund für diese großartige Spielleistung!

Wackelpeter

Hier sind die Geschicklichkeit und die Balance Ihres Hundes gefragt. Wenn er das schafft, gewinnt er eine ordentliche Portion Selbstvertrauen hinzu!

- Bauen Sie aus einem langen Brett mit einer rauen Oberfläche sowie einem kurzen, dicken Holzstück (zum Beispiel einem Kaminholz) eine Wippe.
- Führen Sie Ihren Hund angeleint auf das Brett und halten Sie ihn am Kipppunkt.
- Kippen Sie nun das Brett von Hand.
- Führen Sie die nächsten Male Ihren Vierbeiner in einem Zug durch. Er wird selbst merken, dass er die Wippe zum Kippen bringen kann.
- Hören Sie bitte sofort auf, wenn Sie sehen, dass Ihr Tier Angst hat! Die meisten Hunde freuen sich jedoch über das Wackelpeter-

Spiel und schaffen die Aufgabe rasch sogar ohne Leine.

Fazit

Vielen Dank, dass Sie sich für dieses Buch entschieden haben.

Ich hoffe, dass Sie daraus viele neue wertvolle Informationen mitnehmen konnten. Es gibt zahlreiche kreative Spielideen, die Sie ganz nach Ihren Vorstellungen sowie den Vorlieben Ihres Vierbeiners variieren können. Probieren Sie die Spiele einfach aus und genießen Sie eine unvergessliche gemeinsame Zeit. Sie können Spiele ebenfalls beim täglichen Spazierengehen miteinbringen und somit reichlich Abwechslung in den Alltag bringen.

Schauen Sie ab und zu danach, was Sie im Alltag für „Spielzeug“ finden: Leere Verpackungen, Laub oder alte Decken bieten viele spannende Möglichkeiten für lustige Spielstunden. Da kommt mit Sicherheit keine Langeweile bei Ihrem Hund auf!

Zum Schluss ist eines noch besonders wichtig zu betonen: Vergessen Sie bei allem Spielen und Toben nicht die Entspannung mit Ihrer Fellnase. Ebenso wichtig wie die Aktivität und der Spielspaß ist für Ihren Hund das Entspannen. Um richtig zufrieden, gesund und ausgeglichen zu sein, brauchen Hunde ausreichend Ruhestunden. Gönnen Sie ihm also ruhigen Gewissens gemütliche Stunden – vor allem mit Ihnen zusammen. Machen Sie es sich auf der Couch bequem und kuscheln Sie auf einer Decke mit ihm. Regelmäßige Massage- und Streicheleinheiten steigern das Wohlbefinden Ihres Hundes und selbstverständlich auch Ihres! Gleichzeitig knüpfen Sie auf diese Weise ein vertrauensvolles und starkes Band zu Ihrem Hund.

Ganz egal, ob Sie gerade entspannen, spielen oder toben: Ich wünsche Ihnen eine rundum gelungene und wunderschöne Zeit mit Ihrem vierbeinigen Liebling!

Dir hat das Buch gefallen?

Liebe Leserin, lieber Leser,

sind Sie mit dem Buch zufrieden? Wurden Ihre Erwartungen erfüllt?

Dann freue ich mich auf deine Rückmeldung, auf Lob, Kritik und Anregungen.

Daher würde ich mich freuen, wenn du ein Feedback auf Amazon hinterlassen würdest, damit ich mich weiter verbessern kann.

Herzlichen Dank im Voraus.

Sina Eschenweber

Haftungsausschluss

Die Umsetzung aller enthaltenen Informationen, Anleitungen und Strategien dieses E-Books erfolgt auf eigenes Risiko. Für etwaige Schäden jeglicher Art kann der Autor aus keinem Rechtsgrund eine Haftung übernehmen. Für Schäden materieller oder ideeller Art, die durch die Nutzung oder Nichtnutzung der Informationen bzw. durch die Nutzung fehlerhafter und/oder unvollständiger Informationen verursacht wurden, sind Haftungsansprüche gegen den Autor grundsätzlich ausgeschlossen. Ausgeschlossen sind daher auch jegliche Rechts- und Schadensersatzansprüche. Dieses Werk wurde mit größter Sorgfalt nach bestem Wissen und Gewissen erarbeitet und niedergeschrieben. Für die Aktualität, Vollständigkeit und Qualität der Informationen übernimmt der Autor jedoch keinerlei Gewähr. Auch können Druckfehler und Falschinformationen nicht vollständig ausgeschlossen werden. Für fehlerhafte Angaben vom Autor kann keine juristische Verantwortung sowie Haftung in irgendeiner Form übernommen werden.

Urheberrecht

Impressum

2021

2. Auflage

Kontakt: Mark Lipke, Kuhanger 9, 31787 Hameln

Covergestaltung: B.M

Cover: Deposit

Printed in Poland
by Amazon Fulfillment
Poland Sp. z o.o., Wrocław

86648875R00116